# 腹膜透析相关腹膜炎的诊治

Diagnosis and Management of
Complications of Peritoneal Dialysis
related Peritonitis

**主　编**　Georgi Abraham　Santosh Varughese　Uma Sekar

**主　译**　徐　岩

**副主译**　蒋　伟　马瑞霞　王雁飞

**主　审**　梅长林（上海长征医院）

**译　者**（以姓氏笔画为序）

马瑞霞　王立婷　王雁飞　王新媛　车　琳　刘一帆
刘增英　李天阳　李宸羽　杨成宇　沈学飞　张　伟
张　慧　张凝馨　罗从娟　周　斌　赵　龙　徐　岩
徐翎钰　栾　弘　蒋　伟　解晓雨　满晓朏　管　陈

**译者单位**　青岛大学附属医院

人民卫生出版社

·北　京·

## 图书在版编目（CIP）数据

腹膜透析相关腹膜炎的诊治 /（印）乔治·亚伯拉罕
（Georgi Abraham），（印）桑托什·瓦鲁盖斯
（Santosh Varughese），（印）乌玛·塞卡尔
（Uma Sekar）主编；徐岩主译. -- 北京：人民卫生出
版社，2025. 7. -- ISBN 978-7-117-38015-7
　　Ⅰ. R459. 5；R572. 2
　　中国国家版本馆 CIP 数据核字第 2025FQ2440 号

| 人卫智网 | www.ipmph.com | 医学教育、学术、考试、健康， |
| | | 购书智慧智能综合服务平台 |
| 人卫官网 | www.pmph.com | 人卫官方资讯发布平台 |

图字：01-2024-5533 号

**腹膜透析相关腹膜炎的诊治**
Fumo Touxi Xiangguan Fumoyan De Zhenzhi

主　　译：徐　岩
出版发行：人民卫生出版社（中继线 010-59780011）
地　　址：北京市朝阳区潘家园南里 19 号
邮　　编：100021
E - mail：pmph @ pmph.com
购书热线：010-59787592　010-59787584　010-65264830
印　　刷：北京汇林印务有限公司
经　　销：新华书店
开　　本：710×1000　1/16　　印张：10
字　　数：190 千字
版　　次：2025 年 7 月第 1 版
印　　次：2025 年 7 月第 1 次印刷
标准书号：ISBN 978-7-117-38015-7
定　　价：90.00 元

打击盗版举报电话：010-59787491　E-mail：WQ @ pmph.com
质量问题联系电话：010-59787234　E-mail：zhiliang @ pmph.com
数字融合服务电话：4001118166　E-mail：zengzhi @ pmph.com

# 中文版序

随着人口老龄化加剧，高血压和糖尿病发病率增加，慢性肾脏病已成为危害我国人民健康的重要疾病。每年约有千分之一慢性肾脏病进展为终末期肾脏病（end-stage kidney disease，ESKD），新增 13 万 ESKD 患者。截至 2023 年 12 月，我国透析登记患者已超过 100 万。腹膜透析是治疗 ESKD 的主要替代方法之一，具有保护残余肾功能、操作简单及可居家治疗等特点，因而选择腹膜透析治疗的患者日趋增多。目前我国腹膜透析患者已超过 15 万例，较 1999 年增长近 30 倍，成为腹膜透析患者最多的国家。居家腹膜透析具有对医疗空间和医疗资源占用程度少、插管技术容易掌握、费用较为低廉、回归社会率高等优点，尤其适合在医疗条件相对落后、经济水平低、交通条件不发达的地区推广，也适合我国的国情。但腹膜透析技术仍存在一定局限性，容易引发腹膜透析相关并发症，尤其是腹膜透析相关腹膜炎等感染性并发症。

腹膜透析相关腹膜炎是导致腹膜透析技术失败甚至患者死亡的主要原因。当前我国部分腹膜透析中心仍存在腹膜炎治疗不及时，抗生素应用不规范，难治及复发性腹膜炎发生率高、腹膜透析患者管理及随访欠缺等问题，这些都是导致腹膜透析退出率高的主要原因。因此，合理规范地进行腹膜透析相关腹膜炎的诊断和治疗至关重要。青岛大学附属医院徐岩教授组织肾病科同仁翻译了 Georgi Abraham 教授主编的 *Diagnosis and Management of Complications of Peritoneal Dialysis related Peritonitis* 一书，该书系统介绍了腹膜透析相关腹膜炎的诊断、治疗及预防等基本问题，结合国际研究前沿，详细介绍了腹膜活检、腹膜造影等技术在腹膜透析相关腹膜炎中的应用。该书图文并茂，理论与临床病例相结合，内容系统翔实，文字叙述简明扼要，是一本全面而实用的腹膜透析相关腹膜炎诊疗的参考书。

期待该书的出版能更好地指导临床医师解决腹膜透析相关腹膜炎的诊治，更好地为我国广大腹膜透析患者服务。

最后衷心祝愿我国腹膜透析事业蓬勃发展！

梅长林
上海长征医院
2025 年

# 中文版前言

　　腹膜透析（peritoneal dialysis，PD）是终末期肾脏病的有效治疗方式，具有血流动力学平稳、保护残余肾功能、节省公共医疗资源等优势，成为许多终末期肾脏病患者首选的替代方法。腹膜透析相关腹膜炎（peritoneal dialysis associated peritonitis，PDAP）一直是 PD 面临的重要挑战，是 PD 患者技术失败的最主要原因。复发性或难治性腹膜炎往往导致腹膜不可逆损伤甚至腹膜失能，是造成患者 PD 退出或死亡的重要原因。随着医疗技术的不断提升，PDAP 发生率稳步下降，但仍是全球 PD 患者入院和死亡的主要原因，由 PDAP 导致的患者病死率高达 8.6%，治疗失败率高达 25%。早期规范的预防、诊断和抗感染治疗是保证 PDAP 治愈的基石。

　　为此，我们组织翻译了 Georgi Abraham 等教授主编的 *Diagnosis and Management of Complications of Peritoneal Dialysis related Peritonitis*，本书从腹膜炎的诊断、治疗及预防等基本问题出发，结合国际研究前沿进展，全面介绍了成人及儿童 PDAP 的治疗时机、抗生素选择及给药方式，难治性或复发性腹膜炎向血液透析转化或腹膜透析拔管后再启动 PD 的指征等内容，并介绍了新的检测腹膜功能的影像学方法。本书内容系统、翔实，为从事 PD 的临床工作者提供了全面的指导和帮助，同时也成为 PD 患者日常护理的重要参考资料。由衷地希望本书的出版能帮助 PD 患者享受更加安全、自由、长久的透析生活。

　　感谢青岛大学附属医院肾病科的各位医师及研究生在本书翻译工作中付出的不懈努力。另外，本书的出版得到了山东省泰山学者工程专项经费资助（NO. tstp20230665），在此一并致谢！

徐岩

2025 年

# 原著序言

几十年前，有报道称，将高渗溶液注入腹腔可以通过渗透作用去除体内多余液体，并可作为对利尿剂无效的充血性心力衰竭患者的临时治疗手段，直至进行更明确的心脏手术。当时，并没有意识到腹膜透析可以作为一种慢性肾脏疾病维持性透析的治疗方法。

虽然该操作确实实现了超滤脱水，但由于腹膜炎的发生率很高，感染性并发症基本上取代了心力衰竭的并发症，导致住院率并未降低。

随着持续不卧床腹膜透析作为一种维持性腹膜透析疗法的出现，腹膜炎的问题仍然存在。医院病房里挤满了患有这种并发症的腹膜透析患者，许多患者最好的情况就是不得不过渡到维持性血液透析，最坏的情况是出现严重的并发症或死亡。腹腔内注射抗生素的出现是一个有效的治疗进展，专家制订了腹膜炎的治疗方案。然而，腹膜炎的发生率仍然很高。

"灌注前冲洗"技术的出现是腹膜透析技术的一大进步。在腹膜透析导管连接到透析袋时，即使采用最严格的无菌技术，也存在连接部位被细菌感染的风险，特别是周围的革兰氏阳性菌。在此之前，连接后透析液（可能已被污染）直接流入腹膜腔。然而，使用双袋灌注前冲洗技术后，尽管同样存在细菌感染的风险，但腹膜腔内残留的流出腹膜腔液体会被排入一个空的排液袋中，并且为了确保安全，还会用少量新鲜透析液冲洗整个系统并排入排液袋中。因此，任何可能受到污染的透析液最终都进入了排液袋，而不是患者体内。这项新技术大大减少了由革兰氏阳性菌引起的腹膜炎的发病率。许多透析中心报告称，腹膜炎的发生率为从过去的每3～4个月一次降低到每3～4年一次。

尽管有了这些进步，腹膜炎仍然困扰着我们。根据最近的研究，它仍然是技术失败的主要原因，并且与高发病率和死亡率有关。本书将成为全球范围内照顾腹膜透析患者的重要参考。本书涵盖了成人和小儿患者，详细讨论了腹膜炎的预防、治疗以及并发症（如营养不良和死亡）的处理方法。

我们期待未来治疗技术的进步将使这类教育材料不再必要，但现阶段，本书仍是腹膜透析患者护理的重要资源。

Joanne M. Bargman

加拿大多伦多大学

（徐岩 译）

# 原著前言

腹膜透析是一种公认有效的治疗方法，但在临床实践中仍面临诸多需求和挑战。高发病率的感染性并发症是一个巨大的挑战，可导致腹膜透析相关腹膜炎，使中止腹膜透析治疗的患者增加。

本书共 14 章，由著名肾病学专家、感染病学专家、营养学家、放射科医生和病理学家共同完成。本书内容涵盖病例报告、图像、文献综述和重要知识点，呈现方式独具特色。读者通过学习可以夯实理论基础，并将其应用于日常临床实践。

腹膜炎可能是简单、可治疗且可治愈的，也可能是难治和不可治愈的，最终导致导管丢失，甚至增加部分患者的死亡率。基于此，作者对腹膜炎的各个方面进行了清晰而全面的阐述。

我们向已故的 Stephen Vas 医生、Dimitrios G Oreopoulos 医生和成千上万的患者致以崇高的敬意，他们为腹膜透析领域贡献了宝贵的知识。

谨以此书献给我们的爱人 Rene、Rena 和 Sekar。

Georgi Abraham

Uma Sekar

Santhosh Varughese

（徐岩 译）

# 目 录

# 第一章
# 腹膜透析相关感染的预防

Maithrayie Kumaresan, Priyanka Govindhan, Georgi Abraham, and Milly Mathew

60 岁男性糖尿病患者,行 2L 葡萄糖透析液每日 3 次的持续不卧床腹膜透析(continuous ambulatory peritoneal dialysis,CAPD)治疗。患者 2 周前反复出现下消化道出血,透析流出液是清澈的,消化科建议行结肠镜检查。根据国际腹膜透析学会(International Society for Peritoneal Dialysis,ISPD)指南,在上次透析结束时,单次应用 15mg/kg 头孢唑林加 0.6mg/kg 庆大霉素预防性抗感染治疗,并排空腹腔预防腹膜炎。

## 1.1 引言

腹膜透析(peritoneal dialysis,PD)相关感染仍然是 CAPD 患者的一个严重并发症。在全球范围内 CAPD 和自动腹膜透析(automated peritoneal dialysis,APD)是两种常用的腹膜透析治疗模式。透析通路都是由训练有素的肾病科医生或外科医生通过床旁操作、开腹手术或腹腔镜手术的方式将永久性腹膜透析导管置入体内。CAPD 导管置入相关腹膜炎是指在透析导管置入后 30 天内发生的腹膜炎。腹膜炎的风险从 CAPD 的第一天开始,无论环境如何,贯穿整个透析过程。腹膜炎可能导致腹痛、住院治疗、导管拔除、转为血液透析,甚至存在死亡风险[1]。另外,肠道源性腹膜炎的诊断较为困难,往往导致治疗延误和较高的病死率。

预防腹膜透析相关腹膜炎是所有腹膜透析相关人员学习、培训和实践的主要目标。

## 1.2 肠道菌群及手术相关的腹膜炎

在正常生理条件下,从口腔或上呼吸道吞咽的细菌滞留在上消化道,细菌计数较低,小于 $10^5$ 集落形成单位(CFU/ml),而结肠细菌计数通常超过 $10^9$CFU/ml。正常结肠菌群的缺失会导致黏膜细胞更新减少、血管供应下降、肌层变薄、肠蠕动减弱、基础细胞因子产生降低,以及细胞免疫功能缺陷[2]。

内镜辅助的有创手术,如活检、息肉切除术、宫内节育器置入/移除、扩张和刮除术,都会显著增加腹膜炎的风险。上消化道镜检查(upper gIscopy,UGI)相关的腹膜炎的患病率(1.2%～3.9%)在理论上低于结肠镜检查(3.4%～8.5%)或宫腔镜检查(26.9%～38.5%)相关的腹膜炎[3]。研究还表明,与对照组(2.9%)相比,服用组织胺2受体拮抗剂的患者更容易在上消化道内镜检查后发生腹膜炎(9.4%)[3]。这可能是由于胃酸的杀菌作用被削弱所致。相反,阴道内存在大量正常菌群($10^5$～$10^8$CFU/ml),在宫腔镜检查过程中,这些细菌可能会通过宫颈上行进入腹腔,从而增加了腹膜炎的风险。在UGI中,上消化道内镜检查时,细菌穿过肠壁进入腹腔的风险较低,因为肠壁较厚且涉及肠段较短。因此,建议在牙科手术前1小时口服2g阿莫西林,以预防腹膜炎的发生。

## 1.3　特殊情况下的腹膜炎预防

1. 一名65岁的男性患者,在CAPD 1年余后,导管出口处出现了肉芽组织。这并非外伤所致,其确切病因机制目前尚不清楚。这是一种发红的炎性病变。如果病变处有渗出,应先行革兰染色和细菌培养,然后小心使用75%硝酸银溶液进行烧灼,同时嘱咐患者每日进行出口部位护理,使用莫匹罗星外用,并口服氧氟沙星400mg每日一次,为期7天。如果发生感染,肉芽组织可能会导致出口感染、隧道感染,进而引起腹膜炎和导管拔除(图1.1和图1.2)。

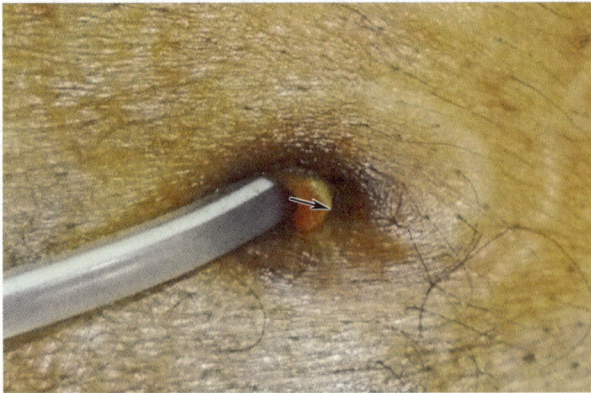

图 1.1　发炎的肉芽组织

2. 重置导管出口部位

一个7岁男孩,患有先天性肾尿路异常(congenital abnormality of kidney urinary tract,CAKUT),使用双涤纶套、小儿鹅颈腹膜透析导管进行CAPD。

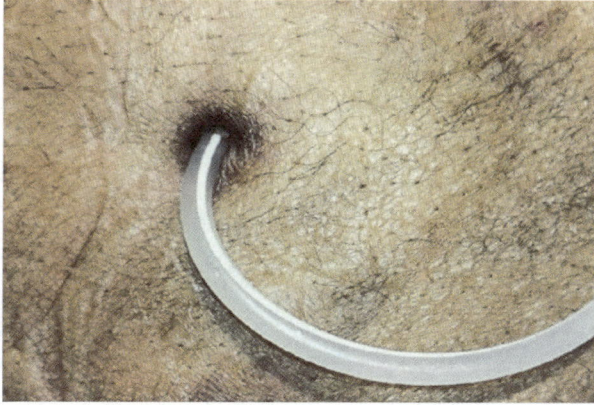

图 1.2　硝酸银烧灼 1 周后的肉芽组织

11 个月后，出现出口处感染并长出肉芽组织，经培养发现为铜绿假单胞菌所致。经头孢噻肟治疗和硝酸银烧灼后暂时好转[3]。9 个月后发生了第二次出口感染，远端涤纶套已迁移至出口处（图 1.3 和图 1.4），伴有疼痛和压痛。再次培养发现仍为铜绿假单胞菌，且对抗生素治疗反应欠佳。由于此种难治性感染，医生削刮涤纶套，分离原隧道，抽出腹膜透析导管，用安尔碘和抗生素反复冲洗原隧道和管路，通过新隧道引出腹膜透析导管（图 1.3 和图 1.4）。

以上操作解决了感染问题，延长了导管的使用寿命，从而避免了导管的拔除，长期有效地解决了出口部位慢性感染的问题。

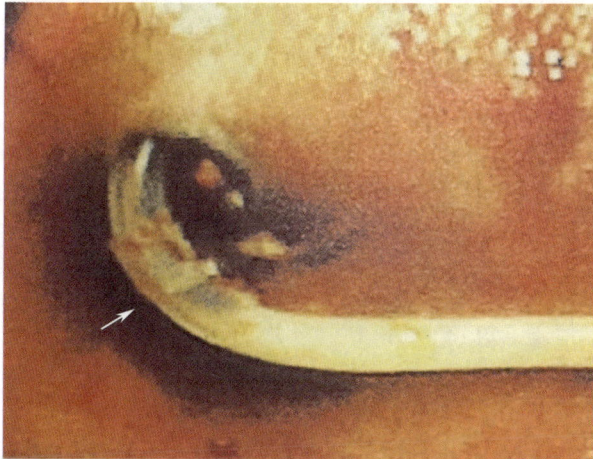

图 1.3　感染的远端涤纶套及削刮的涤纶套

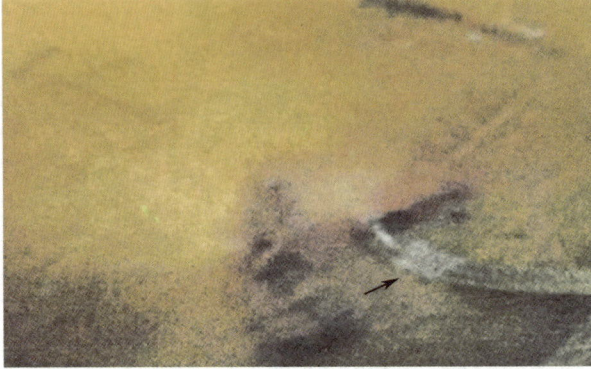

**图 1.4**　削刮的涤纶套，出口部位的愈合及重置

### 3. 输尿管造口术患者的 CAPD

一名 3 岁男婴，体重 10kg，患有 CAKUT，行 CAPD 透析。透析模式为每日 4 次，每次 500ml。图 1.5 显示左侧输尿管造口处排出尿液，而右侧输尿管造口已封闭。肾造口的存在不应是长期腹膜透析的阻碍。进行腹膜透析时需格外小心，避免接触流出的尿液，以防污染和腹膜炎的发生。该患儿预防性每晚口服头孢克洛片 2.5mg。对于存在先天性泌尿生殖系统畸形的儿童，预防腹膜透析导管相关感染的关键包括避免拉扯和扭转导管、每日进行出口部位护理、及时治疗上呼吸道感染并合理使用抗生素。

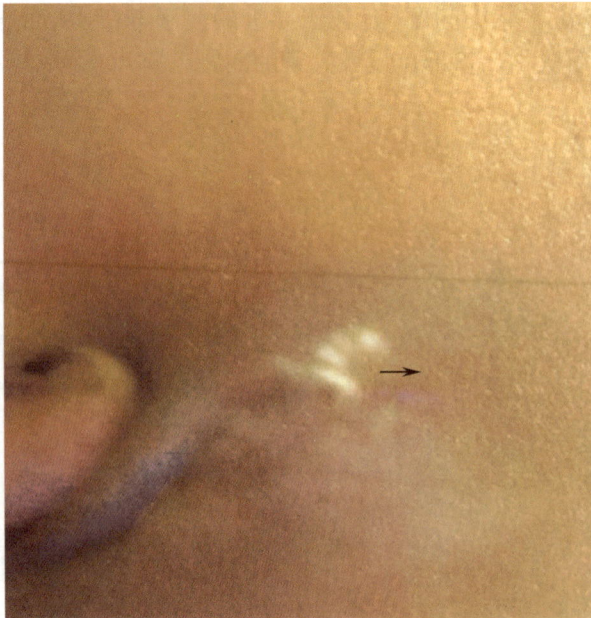

**图 1.5**　输尿管造口部位滴尿

### 4. 导管损伤 - 可避免的腹膜炎原因

锋利物品不应无意间接触到腹膜透析管，否则可能会导致管道破裂、透析液渗漏和继发腹膜炎。极少情况下，可能会因自发性导管破裂导致透析液渗漏。一旦发现渗漏，应立即将破裂处近端导管夹闭。如果导管破裂（图1.6），可以利用现有导管的剩余管段与钛金属接头相连，从而延长导管使用寿命。应像治疗腹膜炎那样给予抗生素预防，并检查是否有透析液浑浊和腹痛。

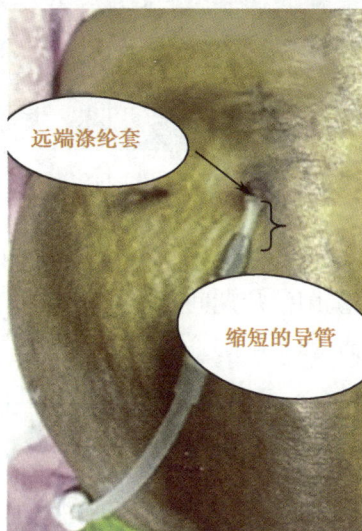

**图1.6**　导管破裂部位

患者有时会用别针来固定衣物，这可能会无意中穿透导管，产生多个无法密封的孔。这就会污染透析液从而导致腹膜炎。检查导管就会发现多处透析液渗漏，一位CAPD两年的患者就是如此（图1.7）。应严格告诫患者，在管道附近不得使用锐器，以防污染引起腹膜炎（图1.8）。

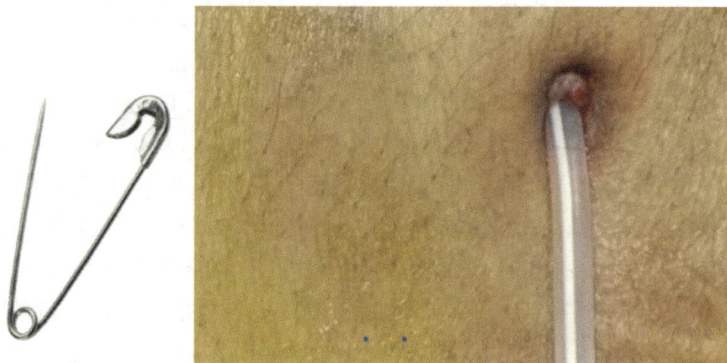

**图1.7**　别针刺穿PD导管

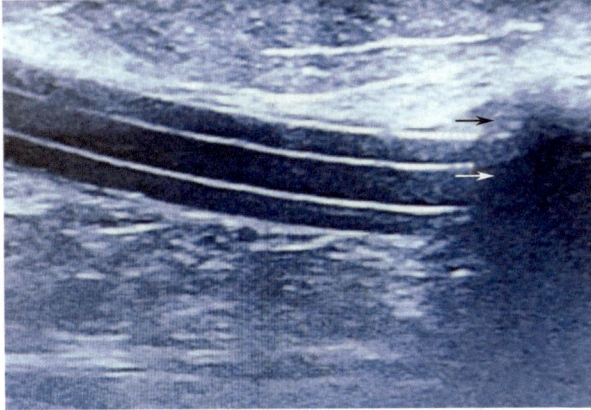

图1.8　腹膜炎后患者的导管及隧道

　　超声检查导管隧道是诊断隧道感染的重要手段,可及早发现并治疗,从而避免腹膜炎和导管拔除。抗菌治疗期间复查超声有助于判断疗效。一旦同时出现隧道感染及腹膜炎,则需要抗菌治疗及拔除导管方可治愈。

## 1.4　PD 相关腹膜炎的预防

　　导管的选择和放置:早期置入后感染可通过选择合适的永久置入部位来预防,可通过前腹壁或胸骨前区进行置入。为了更好地置入和固定,推荐使用双涤纶套鹅颈腹膜透析导管。近端涤纶套用于固定导管,远端涤纶套作为屏障防止感染。置入导管时必须在无菌条件下操作,确保导管尖端正确位于骨盆腔内,以保证无菌透析液的正常流入和流出,建立一个朝下的出口,使用聚维酮碘消毒前腹壁,并适当地固定导管。研究证明,与直管相比,螺旋形管道能更好地防止导管尖端移位(引流不畅)并延长使用寿命[1]。与直型连接管相比,Y 型连接管因其污染更少大大降低了腹膜炎的发生率。与 CAPD 相比,APD 只需一次性连接和断开,因此更有利于降低接触污染引起的腹膜炎。

　　术前和术后预防:建议术前 1 小时内应给予预防性应用抗生素,静脉注射万古霉素 1g 或第一代 / 第二代头孢菌素。术后在出口部位使用抗生素乳膏如莫匹罗星来预防革兰氏阳性菌感染,庆大霉素乳膏可预防革兰氏阳性菌和革兰氏阴性菌感染,避免出口部位的机械拉扯,以上均可减少出口部位感染和腹膜炎的发生。因为由人畜共患微生物引起的腹膜炎可能发生在与动物密切接触的情况下,所以 CAPD 患者应在培训和家访期间,或在诊断出可疑的人畜共患病后,应重点询问宠物的情况。

　　手术技术:腹腔镜或开放手术置入腹膜透析管是首选方式。腹腔镜技术在这方面具有优势，因为它可以直视腹腔情况和松解既往粘连。不应缝合导管的出口部位和腹腔内导管尖端，因为这可能导致出口部位感染或导管移位。用 500～1 500ml 肝素化透析液冲洗腹腔直到流出液体变清亮。出口部位和手术切口均用无菌纱布和非闭塞性敷料覆盖。在伤口愈合和隧道成熟前建议患者尽量减少与导管和手术切口的接触。导管固定并静置 2 周，确保充分愈合。在深部涤纶套与周围组织固定之前就开始腹膜透析会增加渗漏的风险[4]。在进行大剂量交换之前，应进行低剂量交换以评估导管的通畅程度。

预防出口部位的机械外力：术前插入导尿管至关重要，可以防止出现尿潴留和帮助早期发现导管插入不当。通过肥皂水灌肠，排空粪便，避免发生便秘，防止出现腹膜透析导管的移位。

前鼻腔拭子培养：接触鼻孔内外可使人携带葡萄球菌，可能是甲氧西林敏感金黄色葡萄球菌（MSSA）或耐甲氧西林金黄色葡萄球菌（MRSA），导致革兰氏阳性菌腹膜炎。因此，在开始腹膜透析训练之前，必须对患者和其他参与者进行前鼻腔拭子化验检查。必须使用正确的无菌操作取至少 3 次拭子。筛查鼻腔病原菌携带和牙龈炎并积极治疗，使用鼻腔内应用莫匹罗星，每天 2 次，持续 5～7 天，可减少出口部位和隧道的感染。在耐药菌病例中，口服利福平 600mg 可能有效。

干性污染和湿性污染：当患者在换液过程中发生污染时，治疗方案是由污染种类来决定的。"干性污染"是指封闭的腹膜透析系统以外的污染，如封闭夹的远端部位断开。"湿性污染"指开放系统的污染，如注入污染的透析液或导管长时间保持开放状态。湿性污染的例子包括透析液袋渗漏，近端导管到导管夹的部分的渗漏或断裂，以及在腹膜透析交换过程中，连接操作违反无菌原则或造成接触污染。仅在湿性污染后才推荐预防性应用抗生素。湿性污染后，需留取透析液进行细胞计数和细菌培养。湿性污染应密切监测一段时间，因为大量微生物可能导致腹膜炎。

---

## 1.5　要点

- 应努力预防 PD 患者腹膜炎的发生。
- 行上、下消化道内镜检查的 CAPD 患者，必须给予预防性抗菌治疗。
- 在预防出口部位感染时应格外谨慎，并进行适当的出口部位护理。
- 小心处理永久性导管，以防止导管损伤。
- 建议置入导管前预防性应用抗生素，并提前备皮和灌肠。

（徐岩 译，王雁飞 校）

## 参考文献

1. Bender FH, Bernardini J, Piraino B. Prevention of infectious complications in peritoneal dialysis: best demonstrated practices. Kidney Int Suppl. 2006;103:S44–54. https://doi.org/10.1038/sj.ki.5001915.
2. Kern EO, Newman LN, Cacho CP, Schulak JA, Weiss MF. Abdominal catastrophe revisited: the risk and outcome of enteric peritoneal contamination. Perit Dial Int. 2002;22(3):323–34. https://doi.org/10.1177/089686080202200305.
3. Tan SY, Thiruventhiran T. Catheter cuff shaving using a novel technique: a rescue treatment for persistent exit-site infections. Perit Dial Int. 2000;20(4):471–2. https://doi.org/10.1177/089686080002000417.
4. Gokal R, Ash SR, Helfrich GB, Holmes CJ, Joffe P, Nichols WK, Oreopoulos DG, Riella MC, Slingeneyer A, Twardowski ZJ, et al. Peritoneal catheters and exit-site practices: toward optimum peritoneal access. Perit Dial Int. 1993;13(1):29–39.

# 第二章
# 护士在预防腹膜炎中的作用

Usha Jacob, G. Padma, and Reena Rachel George

一名来自孟加拉国伊斯兰堡的 9 岁女孩 S，母亲在她 3 岁的时候死于终末期肾脏病（end-stage kidney disease, ESKD）。2021 年 10 月，她跟母亲一样患上肾结石，并逐渐进展为 ESKD，需要进行肾脏替代治疗。她在伊斯兰堡开始应用动静脉内瘘行血液透析治疗。但是她的父亲希望女儿能够过上正常的生活，不影响她的学习和社交活动，于是把她带到韦洛尔基督教医学院寻找其他治疗方案。因为缺乏合适的供体，不能行活体肾移植。医护人员向患者父亲解释了腹膜透析相关的知识，他起初因为每天要为女儿进行 3 次腹膜透析而犹豫不决，但当他明白行腹膜透析治疗可以让孩子正常上学并拥有相对正常的生活，他同意行腹膜透析治疗。

经过进一步的了解和学习，肾内科医师为患者行床旁经皮腹膜透析置管术，开始白天 3 次腹膜透析交换加夜间 2.5% 葡萄糖腹膜透析液 2 000ml 留腹的腹膜透析治疗。与所有开始腹膜透析治疗的患者一样，患者 S 进行了 3 周的培训，在腹膜透析护士的指导下对模拟人和自身进行腹膜透析换液及出口部位的护理。医护人员指导患者父亲如何在家中处理腹膜透析相关并发症，还提供了一本详细记录操作细节及问题处理方法的手册。

患者和她父亲开始比较担忧，但经过专业的培训指导，他们有信心也有能力继续在家行腹膜透析治疗。如果他们遇到任何腹膜透析相关的问题，可以远程咨询腹膜透析护士。

现在，患者身体状态良好，慢性肾衰竭相关症状明显减轻，并可以正常上学。到目前为止，没有发生任何腹膜透析导管相关感染或其他并发症。

## 2.1  引言

鉴于疾病的慢病性质，如果终末期肾脏病患者能够主动自我管理，那他们就能够获得更好的指导，从而提高生活质量，过上近乎正常、高效的生活。对于腹膜透析护士来说，为不同文化、种族和教育背景的患者制定个体化的培训方案是一个很大的挑战。肾脏科医生和腹膜透析护士应该共同制定有效的腹膜透析方案。由有责任心、同情心、有能力的护士提供有效的腹膜透析培训，并配合持续的随访，可以显著减少出口部位感染、隧道感染和腹膜炎的发生率。用已故的 Dimitrios G. Oreopoulos 教授的话来说，"一位知识渊博、热情洋溢的护士对于肾内科医生和腹膜透析患者来说都是莫大的福祉。"[1]

## 2.2　腹膜炎的预防策略

1. 患者的选择[2]

腹膜透析患者的选择需谨慎，要评估患者学习和操作的能力水平，并严格遵守无菌技术和原则。患者自主选择腹膜透析作为首选治疗模式胜过医生代为做出决定。医生需要进行全面的病史采集和体格检查，以确定是否有腹膜透析的禁忌证，并获取患者的基线数据。患者还必须在他们的住所、学校或工作场所有起码的设施，以便有一个指定的干净区域进行透析。

2. PD 导管置入的准备工作[2]

腹膜透析导管可以在肾病科医生局部麻醉下经皮置入，也可以由外科医生通过剖腹或腹腔镜置入，具体方式因地制宜。应该用患者及其家属能理解的语言，介绍拟行的手术方式和相关信息，最好是通过手术过程的视频或图片展示，从而使患者及其家属能够充分知情并同意手术。腹膜透析护士必须确保患者在手术前至少禁食 6 小时，以避免感染。预防性地静脉注射抗生素（通常为万古霉素或头孢唑林），以减少导管出口部位病菌定植、切口感染、早期出口部位感染和隧道感染的发生率。嘱咐患者在早上术前用聚维酮碘擦洗，并穿着干净的病患服。

护士必须确保手术室表面用 7% 的来苏水（或类似的消毒剂）清洗，在某些单位还会对手术室进行过氧化氢喷雾消毒。具体消毒方案因医院及设施而异。护士可以协助腹膜透析导管的插入，并且必须确保使用无菌设备及进行无菌操作。

3. 出口护理[3]

置入导管后，出口部位应保持干燥，并嘱咐患者在切口愈合前避免直接淋浴或浸浴。尽量减少对导管的操作，以促进出口的愈合。建议在腹膜透析导管置入后的第 5 天，去除敷料并洗浴后，用生理盐水清洗出口部位。指导患者及其家属每天使用生理盐水和无菌纱布从导管周围到外周环形清洁（图 2.1）。患者须在清洁出口部位前先沐浴。

用干燥纱布覆盖并保护出口部位，将导管绕成环形并置于布袋中，用尼龙扣带固定在腰部，这就避免了拉扯导管及暴露浅层涤纶套和导管。强调固定导管于出口部位的重要性。

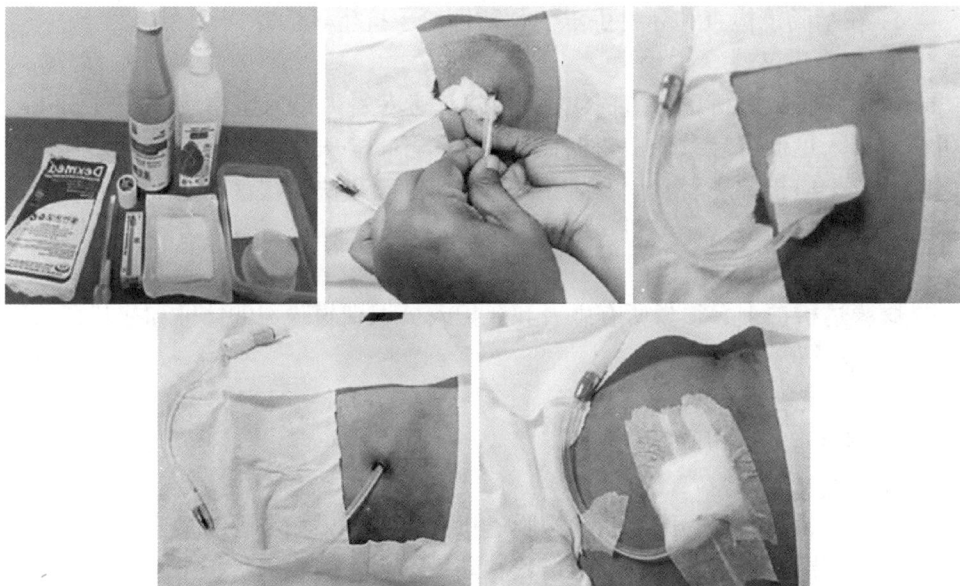

图2.1　出口护理步骤（作者拍摄的照片）

应指导患者和家属识别和报告出口部位感染的体征和（或）症状，如出口部位周围出现脓性分泌物、发红、疼痛、肿胀和发热。如果有任何出口感染的迹象，腹膜透析护士应对出口部位进行 0～4 级评分。如有分泌物，需收集分泌物进行革兰氏染色、培养和药敏。预防性应用抗生素治疗（同时预防性抗真菌治疗）。根据细菌培养和药敏结果更换抗生素。

腹膜透析护士必须分析根本原因，确定可能导致出口部位感染的任何技术操作缺陷或步骤失误。必须加强腹膜透析换液和出口护理的培训。

4. 进行腹膜透析换液时遵循无菌技术[3,4]

在导管置入期（外科手术一般为 2 周，经皮置管会稍短一些）过后，医护人员要指导患者及看护人员严格遵守以下预防腹膜炎的操作。

（i）在一个干净的指定地点进行腹膜透析换液。

（ii）将腹膜透析用品存放在一个清洁和干燥的地方。

（iii）检查透析袋，注明有效期，并定期检查颜色变化、有无沉积物或渗漏。

（iv）每 3～4 个月更换一次外接短管。

（v）在每次换液操作前，按照所有步骤进行手卫生消毒。

（vi）在每次换液前，在腹部铺垫一张无菌巾，导管置于其上。

（vii）在取下导管帽前，使用无菌小纱布和聚维酮碘清洁导管帽。

（viii）在整个交换过程中需要尽量少接触。

5. 在结肠镜检查和牙科手术前预防性给予抗生素治疗[4]

6. 营养建议

考虑到腹膜透析患者蛋白质丢失,建议患者每天摄入蛋白质 1.3～1.5g/kg。蛋白质摄入量低可导致低白蛋白血症和营养不良,从而增加腹膜透析患者感染风险。护士应指导患者食用富含蛋白质、维生素和铁的饮食。本书其他章节将详细介绍营养问题。

7. 腹膜炎的早期识别

腹膜透析护士必须教所有患者和照护人员识别腹膜炎的体征和症状:

(i) 发热

(ii) 腹膜透析液浑浊

(iii) 腹痛 / 腹部压痛

(iv) 呕吐

诊断腹膜炎需要临床症状和腹膜透析液培养结果相结合。按照操作方法收集第一袋浑浊透析液并进行细菌培养和药敏试验。腹膜透析护士给予经验性腹腔注射抗生素治疗,随后根据药敏结果调整抗生素。护士需指导所有患者如何腹腔注射抗生素并至少留腹 2 小时。

如果早期发现,腹膜炎通常可以通过腹腔内抗生素治疗保留腹膜透析导管。抗菌治疗在书的其他部分详细介绍。

**收集透析液送培养步骤**[5]

收集腹膜透析液的步骤如图 2.2 所示:

(i) 佩戴外科口罩。

(ii) 准备好聚维酮碘、无菌注射器和无菌纱布。

(iii) 手卫生。

(iv) 透析袋的用药口用聚维酮碘消毒 30 秒后晾干。

(v) 用无菌注射器抽取腹膜透析液至血培养瓶和计数管中。

(vi) 也可以将整袋腹膜透析液送检。

**出口处拭子样本采集步骤**[5]:

(i) 使用无菌技术打开拭子包装。

(ii) 在进行培养前,用无菌水或生理盐水彻底清洗出口部位,这提高了伤口部位的湿度,可以增加细菌量,提高培养阳性率。

(iii) 用无菌纱布除去多余的水或生理盐水。

(iv) 适当加压以排出出口部位下面的液体,用拭子尖端在至少 1cm² 的活组织表面旋转 5 秒。确保拭子是从活组织中收集的,坏死的、化脓性物质或痂可能因为被细菌严重污染导致培养结果不准确。

(v) 将拭子放入含培养基的试管中。

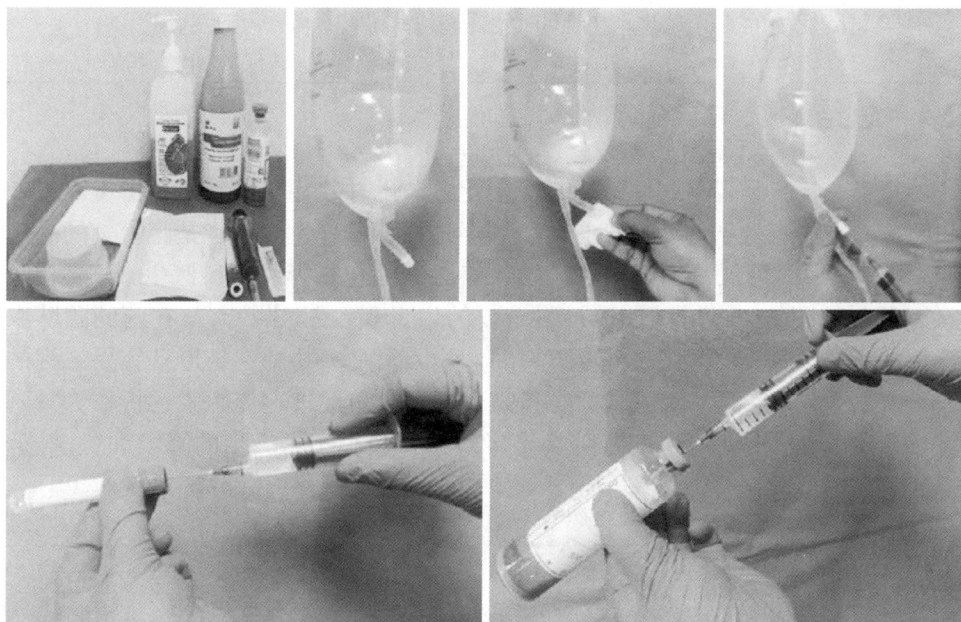

图2.2　收集透析液送培养步骤（作者拍摄的照片）

（vi）无菌敷料覆盖伤口。

（vii）尽快贴上标签送化验室，避免运输延误，因为这可能会导致一些细菌死亡，而其他生长更快的菌株则会过度生长。

**腹腔内注射抗生素的步骤：**

（i）佩戴外科口罩。

（ii）准备好聚维酮碘、无菌注射器和无菌纱布。

（iii）手卫生。

（iv）用聚维酮碘消毒透析袋的用药口30秒后晾干。

（v）用注射器抽取所需药物剂量，通过药物端口给药并记录。

8. 自我护理

嘱咐患者保持自身及周围环境干净整洁。鼓励患者保持健康的习惯如避免便秘及定期洗澡等。

## 2.3　预防未来腹膜炎[4,5]

如果患者发生腹膜炎，除了充分治疗外，还需要分析根本原因，检查是否有任何技术操作的失误，及是否采取了预防腹膜炎的相关措施。每次腹膜炎后要对患者和照护人员进行再培训，也对预防未来再次发生腹膜炎是非常重要的。

当照护人员变更时，需要对新的照护人员进行培训。

## 2.4　总结

　　腹膜透析腹膜炎是腹膜透析常见但可预防的并发症。腹膜透析护士对患者和照护人员的有效指导及培训是减少腹膜透析相关并发症特别是腹膜炎的关键因素，其作用不可低估。有效的预防策略必须由包括肾脏内科医生 / 肾病科专家、腹膜透析护士、营养师，以及最重要的患者和（或）照护人员在内的团队来计划和实施。通常，腹膜透析腹膜炎的危险因素是一些微不足道且容易忽视的因素，关注到这些因素就可以预防腹膜炎的发生。促进选择腹膜透析作为肾脏替代疗法、消除潜在终末期肾脏病患者对选择腹膜透析产生的恐惧和焦虑感，还任重而道远。

## 2.5　要点

- 腹膜透析护士是预防腹膜透析腹膜炎发生的团队中最重要的成员。
- 应慎重选择腹膜透析患者，是患者选择腹膜透析作为他们的首选方式而不是医生选择。
- 指导患者在进行腹膜透析换液时进行出口部位护理、导管固定和严格采用无菌技术。
- 如果发生腹膜透析腹膜炎，应指导患者早期识别，以便早期使用抗生素。
- 需要腹膜透析护士指导的其他腹膜透析教育：术前预防性给予抗生素、恰当的自我护理和营养指导。
- 当腹膜透析腹膜炎发生时，腹膜透析护士应分析根本原因，并采取纠正措施，包括在每次腹膜炎发生后对患者和照护人员进行再培训，当护理人员发生变化时，对其进行正式的培训也是非常重要的。

（王雁飞 译，徐岩 校）

## 参考文献

1. Oreopoulos DG. The peritoneal dialysis nurse: the key to success. Perit Dial Bull. 1981;1:113–4.
2. Crabtree JH, Hathaway PB. Patient selection and planning for image-guided peritoneal dialysis catheter placement. Semin Intervent Radiol. 2022;39(1):32–9.
3. Figueiredo AE, Bernardini J, Bowes E, Hiramatsu M, Price V, Su C, Walker R, Brunier G. A syllabus for teaching peritoneal dialysis to patients and caregivers. Perit Dial Int. 2016;36(6):592–605. https://doi.org/10.3747/pdi.2015.00277.

4. Li PK-T, Chow KM, Cho Y, et al. ISPD peritonitis guideline recommendations: 2022 update on prevention and treatment. Perit Dial Int. 2022;42(2):110–53.
5. Li PK, Szeto CC, Piraino B, de Arteaga J, Fan S, Figueiredo AE, Fish DN, Goffin E, Kim YL, Salzer W, Struijk DG, Teitelbaum I, Johnson DW. ISPD peritonitis recommendations: 2016 update on prevention and treatment. Perit Dial Int. 2016;36(5):481–508.

# 第三章
# ICU 紧急启动无腹膜炎的腹膜透析

P. Bavikar, P. K. Etta, R. Jasti, S. Antony, L. Pradhan, and K. S. Nayak

## 3.1 临床病例

48 岁男性，发热、腹胀、足部水肿，伴排尿减少 5 天就诊。患者无血尿、排尿困难、尿中无异味，无异常组织，无腹部压痛等病史。患者既往有高血压和 2 型糖尿病的病史，无卒中、冠状动脉疾病和非甾体抗炎药滥用史。体重 109kg，身高 178cm，体质指数（body mass index，BMI）34.4kg/m²，脉搏 88 次/min，血压为 90/60mmHg。

患者相关实验室检查结果如下：血红蛋白 8.8mg/dl，血小板计数 3.08×10⁹/L，尿素 131mg/dl，肌酐 7.92mg/dl，活化部分凝血活酶时间（APTT）36.5 秒，国际标准化比率（INR）1.0。

患者被收入重症监护室（intensive care unit，ICU），并给予正性肌力药物治疗。于床旁在腹中线脐下 5cm 的位置置入了一根腹膜透析导管（42cm Tenckhoff 导管），并在导管置入点侧方 5cm 处建立了皮下隧道。24 小时后，开始使用两袋 5L1.5% 的腹膜透析液进行自动腹膜透析治疗。接下来的 10 天，患者腹膜透析耐受性良好，经过治疗，患者的临床和血流动力学状况有所改善。

## 3.2 引言

"需要透析的急性肾损伤（acute kidney injury，AKI）"患者病情危重，需要入住 ICU。需要透析的 AKI 患者一般给予血液透析（hemodialysis，HD）或血液滤过治疗。尽管多项研究表明腹膜透析在 AKI 中的疗效，但在关键时刻未得到充分利用[1,2]。腹膜透析相关腹膜炎（peritoneal dialysis associated peritonitis，PDAP）是一个主要的并发症，导致在紧急情况腹膜透析不作为首要选择。然而，不可否认的是，血液透析患者也存在导管相关血流感染（catheter-related blood stream infections，CRBSI）的风险。因此，腹膜透析（PD）作为危重患者肾脏替代治疗的一种方式不应被忽视。

## 3.3　定义

通常情况下是在腹膜透析导管置入 14 天后开始启动腹膜透析治疗。紧急启动腹膜透析（urgent start PD，USPD）定义为在置入腹膜透析导管后 14 天内使用导管开始腹膜透析治疗[3]。

急症启动 PD（emergent start PD，ESPD）是指置入腹膜透析导管后立即启动自动腹膜透析治疗（APD）[4]。

2002 年国际腹膜透析学会（ISPD）腹膜炎指南将腹膜透析导管置入相关腹膜炎定义为腹膜透析导管置入后 30 天内发生腹膜炎，且发生率应小于 5%[5]。

磨合期是指从插入导管到常规使用导管之间的时间。在磨合期患者会逐渐适应透析过程。

留腹时间指的是腹膜透析液留在腹腔中的时间，即从透析液流入腹腔到引出腹腔的时间。

干性污染是指封闭腹膜透析系统外的污染，如封闭夹的远端部位断开。

湿性污染是开放系统的污染，如注入污染的透析液或导管长时间保持开放状态。

交换是透析液流入和排出腹腔的过程。

启动腹膜透析的方式取决于磨合期的时间（图 3.1）。

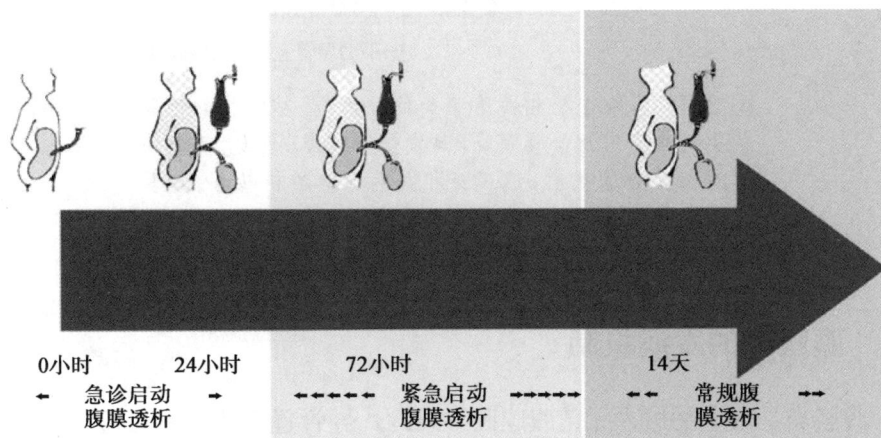

0小时　　24小时　　　72小时　　　　14天

← 急诊启动 →　←---- 紧急启动 ----→　← 常规腹 →
　 腹膜透析　　　　　腹膜透析　　　　　膜透析

图 3.1　腹膜透析基于置管时间（0 小时）和腹膜透析启动时间（24 小时、48 小时、72 小时、14 天）的术语

## 3.4　什么是腹膜透析相关腹膜炎？

腹膜透析相关腹膜炎（PDAP）包括腹膜透析相关的腹膜炎和腹膜透析导管相关的感染，包括出口部位感染（exit site infection，ESI）和隧道感染[5]。

2022 年 ISPD 指南[5]建议诊断腹膜炎至少符合以下两项标准：

1．腹部疼痛和（或）透析液浑浊。

2．透析液白细胞计数>100/μl 或>0.1×$10^9$/L（至少留腹 2 小时后），多形核白细胞（polymorphonuclear leukocytes，PMN）>50%。

3．透析液培养阳性。

腹膜炎的分类（ISPD 腹膜炎指南建议：2022）如图 3.2 所示。

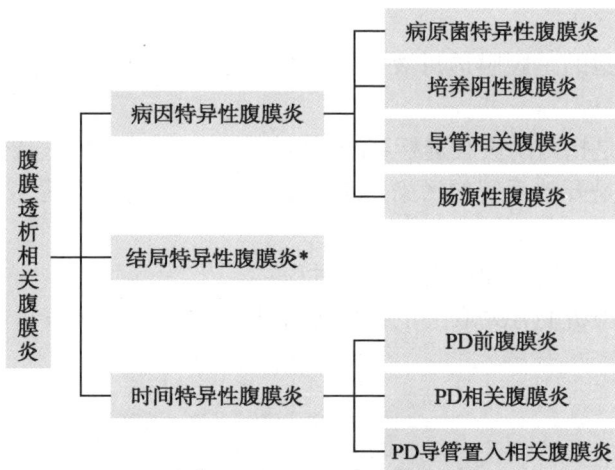

图 3.2　腹膜透析相关腹膜炎的分类。* 结局特异性腹膜炎又分为难治性腹膜炎，复发性腹膜炎，复发、重复腹膜炎相关导管拔出，腹膜炎相关的血液透析转移，以及腹膜炎相关性死亡和腹膜炎相关性住院[5]

## 3.5　腹膜炎的发病机制

腹膜炎是微生物进入无菌腹膜腔导致的。导管置入技术不正确，透析过程中处理不当或患者免疫防御能力低下时可能会导致病原微生物的入侵。

以下是导致腹膜透析患者腹膜炎的微生物来源：

1．导管腔内污染：由于置管技术失误、转换装置处理不当，造成皮肤致病菌的污染（图 3.3）。

2. 管腔周围污染：生物膜是附着在导管表面的微生物（细菌 / 真菌）分泌黏液形成的膜。导管本身可以滋生微生物，向周围扩展可能导致出口部位及隧道的感染（图 3.3）。

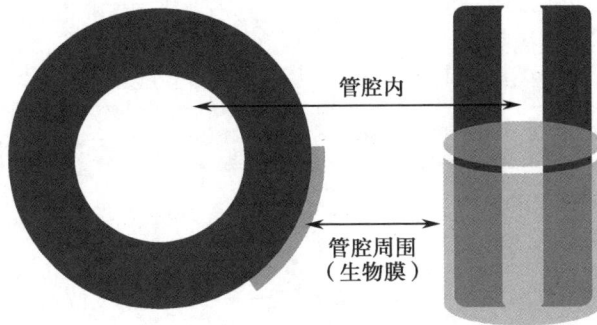

**图 3.3**　管腔内和管腔周围污染

3. 经膀胱迁移污染：由肠源性微生物引起，少数情况下也可由于阴道渗瘘污染导致。

4. 血液传播：可能来源于较远的部位的污染，如牙科手术操作。

5. 患者免疫防御低下：因透析液中含有高浓度的葡萄糖，PH 较低及巨噬细胞及细胞因子的原因，持续存在的腹膜透析液会降低患者的免疫防御能力[6]。

## 3.6　PDAP 的危险因素

1. 侵入性检查，如结肠镜检查、膀胱镜检查、宫腔镜检查、牙科检查。
2. 鼻腔携带金黄色葡萄球菌者。
3. 患者或照护人员的卫生条件差，以及连接或断开转换装置时操作错误。
4. 其他：便秘、低白蛋白血症、胃肠道疾病、低钾血症、吸烟和高 BMI[7]。

## 3.7　带有腹膜透析导管患者的管理

- 导管插入部位用纱布敷料覆盖，胶带固定，以防止导管移动并保持该区域清洁。
- 避免重复更换敷料，除非敷料被浸透，否则会影响愈合。
- 每天应检查导管置入部位及出口部位以及隧道部位是否有发红、压痛、变色，渗液和出血。为防止出口部位渗漏和感染，腹膜透析导管应该紧贴出口部位，出口孔径不宜过大以免出现裂口，缝合出口部位的裂口容易导致感染，应尽量避免。

- 避免在治疗期间冲洗导管来检查是否通畅，因为这会增加感染腹膜炎的机会。

---

**重症 USPD 腹膜炎的预防**
- 预防性抗菌及抗真菌治疗
- Tenckhoff 导管插入
- 严格按照无菌操作置入导管
- 应用 Y 型连接管（灌注前冲洗技术）
- 出口部位局部应用抗生素
- PD 导管固定
- ESPD 采用 APD 模式
- 早期发现和治疗出口部位及隧道感染

---

## 3.8   临床实践意义

严格遵守以下规定，腹膜透析相关腹膜炎是可以预防的：

1. 导管置入时预防性应用抗生素：单次静脉注射抗生素（万古霉素、头孢菌素）可降低早期腹膜炎的风险。

在以下情况发生前立即全身预防性应用抗生素：

（a）导管放置。

（b）结肠镜检查和有创妇科手术。

（c）PD 系统发生湿污染时。

无论因何指征应用抗生素，患者接受抗生素治疗时，均应口服氟康唑 50mg/d 预防性抗真菌治疗[8]。

2. PD 导管设计：相关研究[9, 10] 比较了直管与猪尾管、直管与鹅颈管，发现各类导管在腹膜炎的风险、腹膜炎发生率、出口部位 / 隧道感染、出口部位 / 隧道感染率方面均无显著差异。标准的双涤纶套 Tenckhoff 导管似乎是目前最好的选择。

3. PD 置管技术：PD 置管的方法根据当地医疗单位情况而定。在手术室局部麻醉下 PD 导管置入优于床边 PD 导管置入，因为手术室可以保证无菌环境。在许多医疗中心，都是首选肾内科医生进行 PD 导管置入（图 3.4 和图 3.5）。

4. PD 导管连接技术："灌注前冲洗"技术是 PD 导管连接技术的重要进步，双袋系统的出现实现了这一技术，现在已成为一种标准做法，可显著降低 PDAP 的发病率，特别是革兰氏阳性菌引起的 PDAP。APD 是 ESPD 的首选方式，因

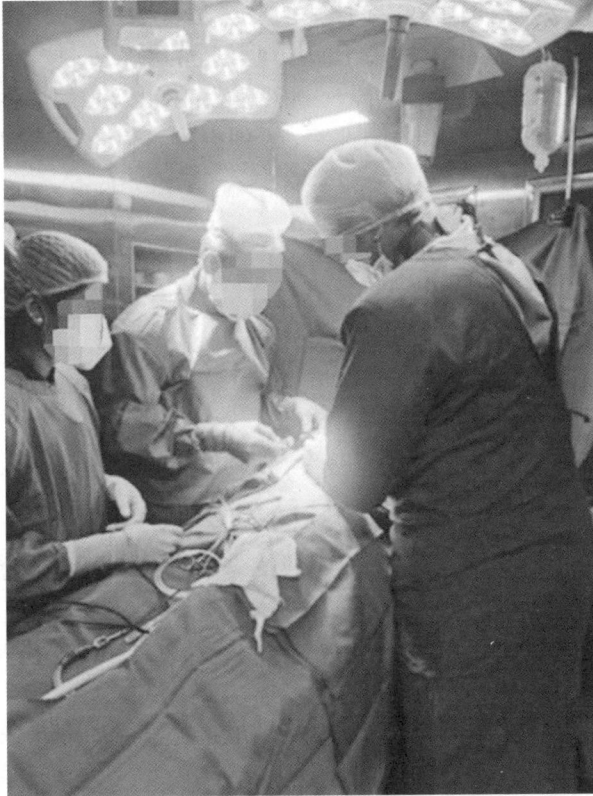

图 3.4　肾病科团队在手术室内置入 PD 导管

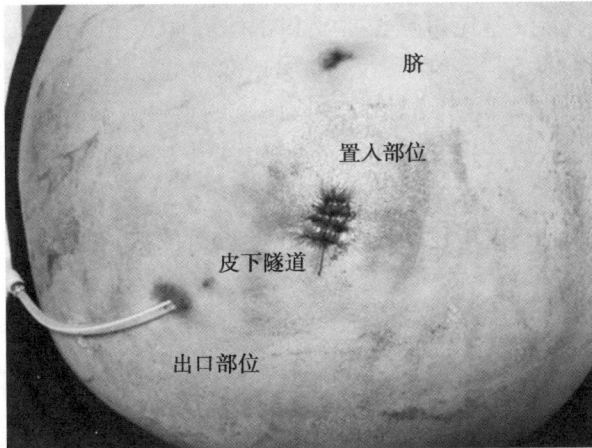

图 3.5　经皮下隧道脐下置管方法

为它减少了治疗过程手动操作次数，从而减少了腹膜炎的感染机会，特别是革兰氏阳性球菌。此外，ICU 和 PD 护理人员的工作量也大大减少。

5.微生物学技术：使用 PD 导管尖端检测是否存在腹膜炎是不可靠的，应避免。专门的微生物学技术，如用于病原学培养的 Bactec 技术（血培养瓶中直接注入腹膜透析液），Triton-X 和 Tween80 等试剂，以及水解中性粒细胞并排出内化的杆菌，有助于提高培养的阳性率，最理想的是做整袋腹膜透析液的微生物学分析（图3.6）。

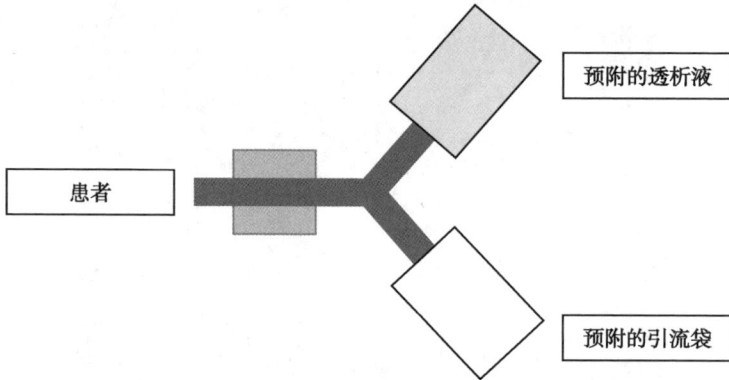

图 3.6　改良的 Y 型 PD 导管路装置，预附的透析液（黄色）和引流袋（透明），由于操作减少，可能会降低腹膜炎的发生率

6.出口部位护理：出口部位及隧道感染最常见的病原体是金黄色葡萄球菌和铜绿假单胞菌。ISPD 指南建议在导管出口部位局部应用抗生素（莫匹罗星）。出口部位或导管隧道感染必须及时处理，例如，导管夹附近的导管渗漏或破裂，透析液袋渗漏，违反无菌技术，或在腹膜透析换液期间连接处的接触污染。

7.PD 导管固定：避免机械拉扯出口部位并固定 PD 导管。在 PD 治疗期间，患者保持仰卧位，进行小剂量交换，出口部位的渗漏可以导致 PD 导管路系统的湿污染，防止出口部位渗漏是减少腹膜炎的重要因素。

8.PD 导管置入后一定要避免便秘，防止微生物的迁移。纠正低钾血症，避免或限制使用组胺-2 受体拮抗剂，以防止便秘。

9.在危重患者 ESPD，建议使用 APD 的透析模式，可以尽量减少医护人员的操作。

## 3.9　要点

- ICU 中，通过肾病科专家、腹膜透析护士/护理人员、ICU 工作人员、药剂师和医院辅助支持人员的团队合作，可以进行 ESPD。
- 腹膜透析患者的腹膜炎通常是由于在进行透析交换时被皮肤上的致病菌（表皮葡萄球菌和金黄色葡萄球菌）污染所致。

- 在危重患者中，预防腹膜炎是成功治疗的基础。在仔细评估患者后，应由技术娴熟的医务人员在严格无菌的环境下进行 PD 导管置入。
- 改良的 Y 型 PD 导管装置提供一次性断开系统可以降低腹膜炎的风险。
- 在 PD 导管置入和侵入性检查操作（如结肠镜检查、牙科手术）期间，必须预防性使用抗生素和预防性抗真菌治疗。
- 应每日检查 PD 导管置入部位、皮下隧道和出口部位。在出口部位局部使用抗生素（莫匹罗星）可以防止病原微生物的污染。
- 及时诊断出口部位 / 隧道感染可降低腹膜炎的风险（图 3.7）。

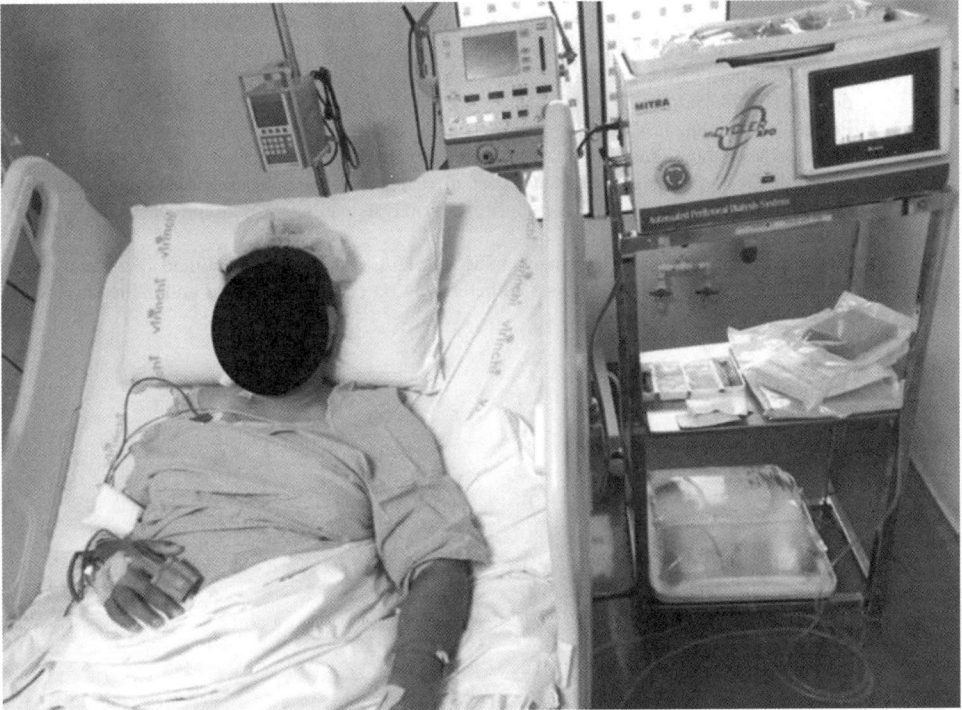

图 3.7　重症监护室 ESPD 患者采用 APD 模式

（王雁飞　译，徐岩　校）

## 参考文献

1. Bowes E, Joslin J, Braide-Azikiwe DCB, Tulley C, Bramham K, Saha S, Jayawardene S, Shakoane B, Wilkins CJ, Hutchings S, Hopkins P, Lioudaki E, Shaw C, Cairns H, Sharpe CC. Acute peritoneal dialysis with percutaneous catheter insertion for COVID-19-associated acute kidney injury in intensive care: experience from a UK Tertiary center. Kidney Int Rep. 2021 Feb;6(2):265–71. https://doi.org/10.1016/j.ekir.2020.11.038.

2. Garg N, Kumar V, Sohal PM, Jain D, Jain A, VikasMakkar MS. Efficacy and outcome of intermittent peritoneal dialysis in patients with acute kidney injury: a single-center experience. Saudi J Kidney Dis Transpl. 2020. [cited 2022 Aug 26];31:423–30.

3. Htay H, Johnson DW, Craig JC, Teixeira-Pinto A, Hawley CM, Cho Y. Urgent-start peritoneal dialysis versus conventional-start peritoneal dialysis for people with chronic kidney disease. Cochrane Database Syst Rev. 2020;12:CD012913. https://doi.org/10.1002/14651858. CD012913.pub2.

4. Nayak KS, Subramanyam S, Pavvankumar N, Antony S. Emergent start peritoneal dialysis for end-stage renal disease: outcomes and advantages. Blood Purif. 2018;45:313–9. https://doi. org/10.1159/000486543.

5. Li PK-T, Chow KM, Cho Y, et al. ISPD peritonitis guideline recommendations: 2022 update on prevention and treatment. Perit Dial Int. 2022;42(2):110–53. https://doi. org/10.1177/08968608221080586.

6. Brulez HF, Verbrugh HA. First-line defense mechanisms in the peritoneal cavity during peritoneal dialysis. Perit Dial Int. 1995;15(7 Suppl):S24–33. discussion S33–4

7. Wu H, Huang R, Yi C, Wu J, Guo Q, Zhou Q, Yu X, Yang X. Risk factors for early-onset peritonitis in southern Chinese peritoneal dialysis patients. Perit Dial Int. 2016;36(6):640–6. https:// doi.org/10.3747/pdi.2015.00203.

8. Prabhu MV, Sreepada V, et al. Prophylaxis against fungal peritonitis in CAPD–a single center experience with low-dose fluconazole. Ren Fail. 2010;32(7):802–5.

9. Strippoli GFM, Tong A, Johnson D, et al. Catheter type, placement and insertion techniques for preventing peritonitis in peritoneal dialysis patients. Cochrane Database Syst Rev. 2004;5:CD004680.

10. Hagen SM, Lafranca JA, Ijzermans JNM, et al. A systematic review and meta-analysis of the influence of peritoneal dialysis catheter type on complication rate and catheter survival. Kidney Int. 2014;85:920–32.

第四章
# CAPD 相关腹膜炎的病原学诊断
Uma Sekar, Sheela Devi, and Archana Ashwin

## 4.1　临床病例

　　一位 45 岁的慢性肾脏病（chronic kidney disease，CKD）5 期的女性患者，不合并糖尿病，患有特发性肺纤维化，CAPD 治疗已达 3 年，置有一根鹅颈双袖带的 Tenckhoff 导管。她出现了腹膜炎的症状，浑浊的透出液培养出铜绿假单胞菌，但没有发现出口部位感染（exit site infection，ESI）。经过腹腔内阿米卡星和美罗培南治疗，腹膜炎在 1 周内消退。在抗生素治疗期间，还口服了氟康唑以预防继发性真菌感染。症状消退 1 天后患者又出现腹膜炎的症状，再次开始了推荐剂量的腹腔内阿米卡星和美罗培南治疗，从浑浊的透出液再次培养出铜绿假单胞菌，并继续口服氟康唑。治疗 14 天后，透析液变清澈。然而，在治疗过程中偶尔会注意到腹腔液体轻度混浊。鉴于此，强烈怀疑导管内形成了生物膜并持续存在该微生物，在完成 14 天疗程后拔除导管。导管尖端培养出了与先前透出液培养的分离株相同抗药性模式的铜绿假单胞菌。患者转换为了间歇性血液透析治疗。后因脐疝，在 1 个月后植入了鹅颈 Georgi 和 Satish 导管以继续进行腹膜透析。再植入时进行了腹膜活检，腹膜活检组织的革兰氏染色检查未发现细菌。注意到腹腔导管周围有液体积聚，因此 CAPD 的重新启动被推迟了几天。这种液体的培养结果是无菌的（图 4.1）。这是一例在出口部位无感染但可能存在隧道感染的反复发作的铜绿假单胞菌腹膜炎症例，需要拔除导管并在后期重新植入。

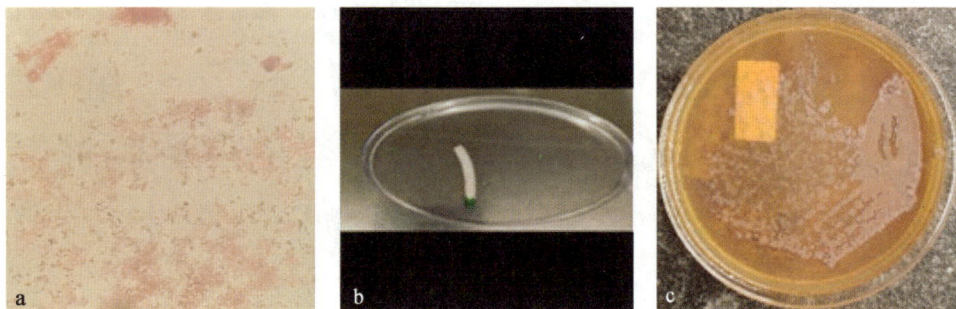

图 4.1　（a）铜绿假单胞菌革兰氏染色；（b）导管尖端培养；（c）铜绿假单胞菌培养结果

## 4.2　引言

终末期肾脏疾病需要肾脏替代疗法作为一种救命手段，血液透析和腹膜透析是治疗选择。然而，在发展中国家，血液透析单位的可用性和接触性对许多患者来说是有限的。因此，对于这样的患者，腹膜透析是一种可行的方式。腹膜透析的两种方法——持续不卧床腹膜透析（CAPD）和自动化腹膜透析（APD）——都与腹膜炎发作相关。后者与减少腹膜炎发病率相关，而复发率或再发病率在两者中都相似[1]。

腹膜炎的发生是影响腹膜透析成功的最主要限制因素，并且在很大程度上阻碍了这种方式的可接受性。1976 年，Popovich 首次将 CAPD 描述为慢性肾衰竭的治疗选择。这种最初的技术经过了多次改进，以增加患者的便利性并降低腹膜炎的风险和发病率。值得注意的是，在连接器设备方面已有了重大的改进[2]。

感染是由相关过程引起的，或者是由于与透析无关的全身性或腹腔内原因造成的。已有文献记载，与 CAPD 患者腹膜炎病例相比，与透析无关的原因只占不到 6%[3]。

**腹膜炎报告方法**[4]

A. 在特定时间内，每种病原体引起的感染次数与患者面临风险的透析年数有关。通常以每年的发病率和发病次数来表达。

B. 在一定时间内未患腹膜炎的患者数量，通常以患者的百分比来表达。

C. 在给定程序中，每位患者发生腹膜炎的概率。通常以腹膜炎的中位率来表达。

国际腹膜透析学会在 2016 年认为，每 2 年出现一次腹膜炎的单一事件是衡量腹膜透析（PD）治疗成功的质量指标[4]。然而，治疗失败率可高达 25%[5, 6]。感染已被认为是非常重要的，对于肾脏学标准化结果（Standardized Outcomes in

Nephrology，SONG）倡议中的核心结果至关重要[7]。

腹膜炎会导致腹膜结构变化，这是导致高达 8.6% 的患者死亡率的主要因素[8]。严重的并发症、导管丢失、患者转换到血透以及最终对腹膜造成的损伤，导致暂时或永久性的超滤功能丧失，是阻碍这种模式在全球普及的其他因素。即便早期开始治疗，大约 20% 的 PD 相关腹膜炎发作仍然难以治疗[9]。这种严重的、难治的、持续的感染可导致腹膜的更多结构和功能改变，可能会引发包裹性腹膜硬化症。这是一种罕见但不可逆的后果。

## 4.3 发病机制

与外科腹膜炎不同，CAPD 相关腹膜炎发作所需的微生物感染剂量是最小污染剂量。血培养很少呈阳性，除非牵涉到血液途径的感染。病原微生物的分布以革兰氏阳性菌为主，多数为皮肤定植菌或接触污染物。然而，在印度和少数发展中国家，革兰氏阴性菌是主要病原体[10, 11]。

## 4.4 PD 相关腹膜炎的病因

细菌是最常见的原因，主要来自腹膜透析过程中产生的污染。真菌感染不像细菌感染那样常见（仅占病例的 3%～6%），但可能在使用抗生素后发生[12, 13]。病毒通常与腹膜炎无关，寄生虫更是非常罕见。革兰氏阳性病原体是最可能的病原体[14]，但革兰氏阴性病原体在一些中心更常见。像铜绿假单胞菌和真菌这样的生物与长期感染有关，更糟糕的也是更重要的是与 PD 失败有关[9]。腹腔内感染病灶的隔离导致脓肿的形成，特别是当涉及粪便菌群或金黄色葡萄球菌时。即使采用最优技术，2%～40% 的培养物也可能呈阴性，无法生长[15, 16]（表 4.1）。

表 4.1 腹膜炎的病因及发生频率[2]

| 腹膜炎的病因 | 发生频率 |
| --- | --- |
| 凝固酶阴性葡萄球菌 | 30%～40% |
| 金黄色葡萄球菌 | 20% |
| 链球菌属 | 10%～15% |
| 奈瑟菌属 | 1%～2% |
| 棒状杆菌（类棒状杆菌） | 1%～2% |
| 大肠杆菌 | 5%～10% |
| 假单胞菌属 | 5%～10% |
| 肠球菌属 | 3%～6% |
| 克雷白菌属 | 1%～3% |

续表

| 腹膜炎的病因 | 发生频率 |
|---|---|
| 普鲁威登斯菌属 | 3%～6% |
| 不动杆菌属 | 2%～5% |
| 厌氧菌 | 2%～5% |
| 真菌(酵母和霉菌) | 2%～10% |
| 分枝杆菌 | 2%～5% |
| 培养阴性 | 0～30% |

　　一些 PD 单位对患者的腹部、鼻孔和手部进行了监测培养,以确定引起感染的微生物是否来自患者自身的菌群。表 4.2 描述了 47 例 CAPD 患者在不同监测采样地点分离的微生物,50%～94% 的腹膜炎分离株与从其自身菌群中分离出的是同一生物型[2]。因此,患者从自身的常驻菌群获得感染的风险更大而不是环境或其他人那里。然而,在手术过程中,通过触摸污染引入生物体(外源性或内源性)是一个主要因素,必须通过对患者和护理人员的适当培训来解决,以实现 PD 计划的成功(图 4.2)。

表4.2　CAPD 患者身体部位培养的生物[2]

| 微生物 | 手部 /% | 腹部 /% | 鼻孔 /% | 总计 /% |
|---|---|---|---|---|
| 凝固酶阴性葡萄球菌 | 76 | 69 | 59 | 69 |
| 金黄色葡萄球菌 | 3 | 4 | 7 | 13 |
| 革兰阴性菌 | 3 | 4 | 8 | 15 |
| 杆菌、酵母等 | 15 | 18 | 20 | 53 |

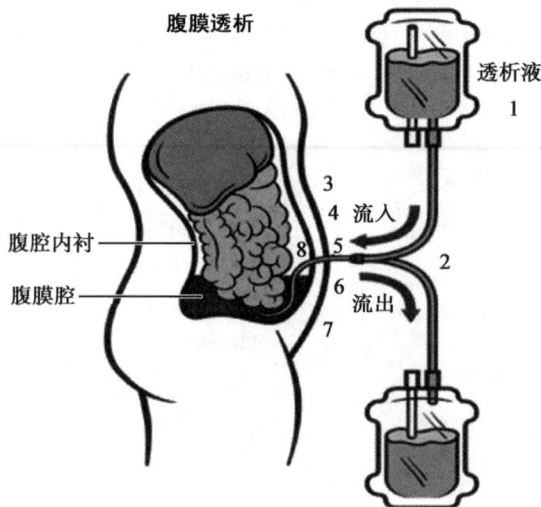

图4.2　外部入口

## 4.5　腔内感染

当微生物通过 PD 导管的内表面或裂缝进入 PD 导管的内部通道时，就会发生腔内感染。在断开过程中，用污染的手触摸连接部位的管子也会导致感染。商业透析液或添加到液体连接处的抗生素等补充剂通常不被认为是感染的入口或来源。

## 4.6　腹腔周围感染

尽管导管有袖带，但导管与皮肤和皮下组织之间没有完全密封的界面。因此，导管进入部位的周围可能是微生物渗透的一个入口。然而，这种进入途径并不被认为是主要途径。一项研究发现，在使用封闭敷料的患者和不使用敷料并允许淋浴的患者之间，腹膜炎发生率没有差异[17]。现在众所周知的是在发生腹膜炎之前，需要确定出口部位或隧道是否有感染[18]。

## 4.7　跨壁（肠道感染）

如果在培养中分离出有或没有厌氧菌的多种肠道菌群，则需要寻找粪便泄漏。虽然细菌确实具有通过肠壁迁移的能力，但缺血性肠病和憩室病更易发生迁移[19]。

## 4.8　血液感染

部分 PD 患者存在由血液播种的远程感染。结核性腹膜炎的典型感染途径是通过这一途径。同样，甲型溶血性链球菌被认为在上呼吸道感染后可通过血液传播引起腹膜炎[20]。

## 4.9　其他内源性感染

很少涉及其他来源，如阴道。阴道漏后念珠菌性腹膜炎有文献记载过[21]。

## 4.10　环境感染

环境细菌如不动杆菌和嗜麦芽寡养单胞菌偶尔引起腹膜炎，被认为是在洗澡或游泳时从水源进入腹腔。非结核分枝杆菌感染也可通过这一途径获得[22]。

## 4.11  生物膜

导尿管上的生物膜是导尿管置入后不可避免的并发症。它们在引发腹膜炎中的确切作用尚不清楚,尽管存在于生物膜基质中的微生物由于容易进入腹膜腔而成为持续的感染源[23, 24]。

附着在导管表面的生物膜微菌落从透析流出物中获取营养。在生物膜的保护下,细菌可能会发生基因组的变化或变得更耐抗生素。使用双袋等隔离系统、使用预防性抗生素对出口部位进行适当护理,对菌落进行监测培养,对携带者使用预防性抗生素,以及使用"埋管"技术,这些都是预防生物膜的一些策略[25]。利福平等抗生素和链激酶或尿激酶等溶栓药物具有破坏生物膜并促进抗生素渗透并作用于细菌的功效[26]。或者可以在导管腔中使用抗生素"锁定溶液",在该部位提供杀微生物浓度的抗生素[27]。事实证明,这对预防复发性腹膜炎很有用。目前,研究正在评估导管腔内不同涂层预防生物膜相关腹膜炎的有效性。

## 4.12  感染的危险因素

以患者为中心增加感染风险的因素包括老年、吸烟、肥胖、糖尿病、低白蛋白血症、低血钾血症、缺乏维生素 D、训练不足、既往出口部位感染和既往腹膜炎发作[28]。

## 4.13  腹膜炎的炎症反应

当微生物进入腹腔时,随着细胞增殖和细胞因子的释放,发生强烈的炎症反应。腹膜固有的纤维蛋白溶解特性在炎症期间受到损害,导致纤维蛋白的延迟分解和腔内纤维蛋白链的形成。因此,在腹膜炎发作时,可见腹膜液中纤维连接蛋白的浓度升高。一旦机体受到入侵,细胞反应就会增强,导致多核白细胞大量涌入[29]。根据发病过程,细胞反应可能以淋巴细胞或嗜酸性粒细胞为主[30]。

细胞反应——浑浊的透出液常是由任何类型的细胞的数量,不论是否存在感染。在透出液浑浊的患者中,主要的细胞类型是通过对液体的细胞分析来确定的,要么通过人工检查和显微镜下的细胞类型计数,要么通过在很短的时间内评估和确定细胞计数和类型的自动细胞计数器。

**有或没有腹膜炎的浑浊透出液中的细胞类型:**
非典型细胞——淋巴瘤或其他恶性肿瘤。
中性粒细胞——除细菌感染外,接触某些药物(两性霉素、万古霉素)[31]、肾细胞癌[32]、胰腺炎等腹膜后疾病、白血病、腹腔内疾病、淋巴瘤[33]、乳清透析液[34]。

嗜酸性粒细胞——除了细菌感染外，真菌和病毒感染、过敏反应、药物作用（如万古霉素）、腹腔镜期间 $CO_2$ 注入引起的置管后早期、腹膜炎、艾考糊精腹膜透析液、腹膜内万古霉素[35]。

单核细胞——除细菌感染外，分枝杆菌感染和艾考糊精腹膜透析液。

红细胞——放置透析导管期间的创伤和妇科疾病、排卵或月经。常规感染性腹膜炎中偶尔会出现血性透析[36]。

## 4.14　腹膜透析相关腹膜炎的定义

原发性腹膜炎：指感染灶仅局限于腹膜腔内。

继发性腹膜炎：多由胃肠道感染引起，极少数情况下可能由于菌血症发作后导致病原体经血行播散至腹膜而引发。常见的诱因包括先于 CAPD 相关腹膜炎发生的胃肠道感染或其他病理情况，如胆囊炎、阑尾炎、憩室炎、严重持续性便秘、肠缺血，以及因各种原因导致的肠穿孔等。此外，胃肠道内镜检查和牙科手术等侵入性操作引起的继发性菌血症也可能导致腹膜炎。女性患者还可能出现经阴道途径的感染播散。总的来说，继发性腹膜炎的预后往往较原发性腹膜炎更差。

### 复发性腹膜炎

原发性腹膜炎是指在上一次感染的治疗结束后 4 周内再次发生，由相同病原体引起的腹膜炎，需要注意的是第二次发作时细菌培养可能为阴性。

### 再发性腹膜炎

再发性腹膜炎是指在上一次感染的治疗结束后 4 周内再次发生，由不同病原体引起的腹膜炎。

### 重现性腹膜炎

重现性腹膜炎是指在上一次感染的治疗疗程结束 4 周后再次发生，由相同病原体引起的腹膜炎。如果患者接受了万古霉素等长效抗生素治疗，重现性腹膜炎的判定时间界限则延长至末次用药后的 5 周。

### 难治性腹膜炎

难治性腹膜炎是指经规范的抗生素治疗 5 天后，透出液仍未变清的情况。

### 导管相关腹膜炎

导管相关腹膜炎是指腹膜炎与导管出口部位或隧道部位感染同时发生，且致病菌相同。

### 微生物毒力因子在发病机制中的作用

微生物毒力因子与致病性和感染的严重程度有关[37]，主要包括以下四个方面：

A. 对宿主上皮细胞或导管表面的定植和黏附能力，进而形成生物膜

B. 通过在细胞内隐蔽以逃避宿主免疫防御

C. 微生物的繁殖速率

D. 引起的宿主组织损伤

金黄色葡萄球菌和念珠菌等病原体能产生大量细胞外黏液,有助于其定植。通过形成生物膜,病原体可免受宿主防御,并在生物膜内的微菌落中持续存活。微生物在生物膜内的这种持续存在的现象导致腹膜炎的反复发作。革兰氏阴性菌如铜绿假单胞菌和少数肠杆菌科细菌则主要通过其菌毛和特定的细胞壁成分来实现定植。

葡萄球菌是公认的顽固细菌,能适应多种非生理环境。它们能感染免疫功能正常或受损的个体,在所有人群中持续携带者至少占比 30%,间歇性携带者占比约 30%。患者通常经手将鼻腔前庭的葡萄球菌移植到导管出口处的皮肤,因此正确进行皮肤和手消毒至关重要。除顽固特性外,葡萄球菌还易获得和携带多重耐药基因,使其更具威胁性。尽管去定植措施可在一定程度上降低定植部位的荷菌量,但往往难以完全清除病原菌。此外,耐甲氧西林的生物型葡萄球菌(MRSA 和 MR 凝固酶阴性葡萄球菌)对 β- 内酰胺类抗生素 /β 内酰胺酶抑制剂抗生素合剂普遍耐药,这给临床治疗带来了更多挑战。

铜绿假单胞菌是一种常见于自然环境中的革兰阴性杆菌,在极端恶劣条件下仍能以最低限度的营养物质存活。它们定植于人体湿润的体表面,这种定植通常先于侵袭性感染发生。该菌种易获得多重耐药性,甚至对常用消毒剂也可产生耐受。

念珠菌是人体胃肠道和皮肤常驻菌群的组成部分,多数源自内源性感染。细菌性腹膜炎的长期抗生素治疗可导致念珠菌过度生长而继发真菌性腹膜炎[38]。有报道称,女性宫内节育器的使用可能导致念珠菌经阴道上行感染[39]。补体成分缺陷、免疫球蛋白缺乏以及高血糖环境均有利于念珠菌的增殖与感染[40]。目前,对一线抗真菌药物具有固有耐药性或敏感性下降的新型念珠菌株的出现已成为令人担忧的问题。

肠杆菌科细菌包括大肠埃希菌、肺炎克雷伯菌以及肠道正常菌群中的多个其他菌种。在革兰氏阴性菌中,肠杆菌科细菌是感染的主要来源。在免疫抑制和住院患者中,肠杆菌科细菌可定植于皮肤和上呼吸道。这类细菌的一个显著特点是对多种抗生素耐药,并易获得新的耐药性。目前,对所有头孢菌素和碳青霉烯类药物普遍耐药的肠杆菌科细菌感染已成为许多国家日益严峻的问题[41]。

肠球菌属细菌同样是肠道正常菌群的组成部分。在各类肠球菌属细菌中,粪肠球菌更易获得万古霉素耐药性。

不动杆菌属和寡养单胞菌属是典型的环境细菌,在各种临床环境中可成为机会致病菌。留置导管等医疗器械的使用为这些细菌的入侵提供了途径,使其获得了致病性。

## 4.15   分枝杆菌属和结核性腹膜炎

结核病是一个重大的全球公共卫生问题,在多个国家流行。接受 CAPD 治疗的患者结核性腹膜炎的发病机制尚不明确。终末期肾脏病(ESKD)患者的细胞免疫相对缺陷,而这恰恰是预防活动性结核病所必需的。ESKD 患者发生活动性结核的风险是普通人群的 5～15 倍[42]。此外,ESKD 患者更易出现肺外结核病。糖尿病和腹膜腔局部免疫缺陷是已知的结核病危险因素。接受 CAPD 治疗的患者结核性腹膜炎病死率约为 15%。诊断和治疗的延误是导致死亡的主要原因。非结核分枝杆菌,如偶发分枝杆菌和龟分枝杆菌等属于环境型细菌,它们通常对一线抗结核药物具有更强的耐药性[43]。针对非结核分枝杆菌的治疗方案各不相同。一旦细菌培养分离出分枝杆菌,实验室必须对其进行菌种鉴定,以指导临床制定合适的治疗方案。Abraham 等[44]针对 155 例接受 CAPD 治疗的患者开展的一项前瞻性研究中,4 例患者发生了结核性腹膜炎,这些患者接受腹膜透析的时间为 2～84 个月不等。作者据此得出结论,尽管结核性腹膜炎在所有腹膜炎病例中仅占 1%～2%,但在细菌培养阴性的腹膜炎病例中,仍需高度怀疑结核病的可能性。诊断结核病的常用方法包括齐尔 - 尼尔森染色涂片、金胺 O 荧光染色镜检、常规或自动化培养以及 PCR 等[44]。

一旦诊断为腹膜炎,应在采集样本送检的同时立即开始经验性治疗。获得培养结果后,可根据药敏结果进行针对性治疗,以最大程度地保护腹膜的功能。腹膜炎发生至治疗开始的时间间隔是 PD 失败的独立危险因素,每延迟 1 小时使用抗生素,PD 失败的风险就增加 6.8%[45]。经腹腔内给药是将抗生素的最佳给药途径,因为这样可以在腹膜局部达到高浓度。此外,经腹腔给药可避免静脉注射,也便于患者出院后在家中自行给药[45]。

## 4.16   腹膜炎的诊断

不同人群的腹膜炎表现各不相同,腹痛和透出液浑浊仍是最常见的症状和体征。以下是与腹膜炎发生相关的一些表现[46]:

- 腹痛——79%～88%
- 发热(体温高于 37.5℃)——29%～53%
- 恶心或呕吐——31%～51%
- 透出液浑浊——84%
- 低血压——18%
- 寒战——20%～30%

- 导管出口处红肿
- 食欲缺乏，乏力

腹痛和透出液浑浊可能不会同时出现。一些患者最初出现腹痛，但透出液仍然清亮，直到第二天或下一次透析时，透出液才变得浑浊[47]。

腹痛的严重程度与致病菌的种类有关。病原体致病性越强，症状越严重，治疗效果越差[8, 48]。

体格检查可发现腹部压痛和反跳痛，但很少有肌紧张。如果患者的腹痛较局限，则需要警惕继发性腹膜炎的可能，因为由特定潜在病理引起的继发性腹膜炎常表现为局限性疼痛或压痛。少数情况下，腹膜炎患者可能出现败血症的全身症状，如低血压。继发性腹膜炎患者也可能出现败血症的全身表现[49]。

对于发热或出现败血症的患者，有必要进行进一步检查以明确感染灶，包括血培养和生物标志物检测等。影像学检查通常并无明确诊断价值，因此不作为常规检查项目。然而，腹部计算机断层成像（computed tomography，CT）检查在某些患者中可能有助于发现包裹性积液或脓肿、小肠壁增厚或粘连以及除外腹腔内感染的其他病因[50]。对于多种肠道细菌培养提示继发于肠穿孔等胃肠道疾病腹膜炎的患者，需要进行影像学检查和血清及腹膜透析液的进一步分析。以下几种情况建议行 CT 检查：多种肠道细菌感染者，尤其是经适当抗生素治疗后临床症状或生化指标无改善者；低血压或血流动力学不稳定者；合并菌血症者；有局限性疼痛、症状加重、提示继发病变或血液生化异常（如淀粉酶、胆红素或转氨酶升高）者[51]。腹膜炎发作期间血乳酸水平的轻度升高可能是由于腹膜透析液中乳酸盐缓冲液代谢延迟，而非组织灌注不足或肠缺血所致[52]。

应询问每位患者近期是否存在污染、意外断开管路，内镜或妇科操作，便秘或腹泻等情况。还应询问既往腹膜炎或导管出口感染发作情况。检查导管皮下隧道和出口处有无腹膜透析液，如有应送培养[53]。

## 4.17    腹膜炎的确诊

在 80%～95% 的病例中，腹膜炎可通过透出液培养阳性而得以确诊[54]。

在某些病例中，尽管存在腹膜炎的症状和体征，但透出液培养仍可能为阴性。如果同时满足以下 2 条或更多条件，仍可诊断为腹膜炎[4, 18]：

- 具有提示腹膜炎的临床特征（如腹痛或透出液浑浊）
- 腹膜透出液白细胞计数增高（超过 100 个 /mm³ 或 $0.1 \times 10^9$/L，透出液停留腹腔至少 2 小时），中性粒细胞比例相对增高至 50% 以上
- 透出液培养阳性
- 如果患者确实存在感染性腹膜炎，但培养持续阴性，可能是由于以下一种

或多种因素导致：

- 标本在疾病早期采集，此时细菌数量尚不足以体外分离培养。
- 采用了错误的微生物学培养方法，最常见的是采集标本量不足[55]。
- 采集标本前或采集过程中已使用了抗生素，但并未在培养过程中中和抗生素活性[56]。这类培养需要延长培养时间，以中和抗生素活性，检出病原菌。
- 致病菌间歇性释放到腹腔内，或为胞内寄生菌或难养菌[57]，包括分枝杆菌和真菌，它们需要更长的培养时间和特殊培养基。
- 已无病原菌，但其释放的内毒素仍可引发剧烈的炎症反应，导致透出液中难以检出存活病原菌[58]。

腹膜透出液浑浊——多种情况可导致透出液浑浊，具体原因可通过分析透出液明确。

PD 患者如出现透出液浑浊，应首先考虑为腹膜炎，并给予经验性治疗，直至排除该诊断。必须对透出液进行细胞计数、分类计数、革兰染色和培养。

尽管透出液浑浊通常提示感染性腹膜炎，但仍应注意以下一些非感染性因素。感染性腹膜炎透出液的特点包括 pH 偏低（5.5～6.0）、渗透压增高、免疫球蛋白减少以及中性粒细胞吞噬功能下降。

导致透出液浑浊的病因可分为细胞性和非细胞性两大类。细胞性因素已在前文论述。

导致透析液浑浊的非细胞性因素包括[59]：

- 纤维蛋白生成过多：常见于腹膜透析治疗初期或腹膜炎后，表现为透析液中可见丝状物或凝块。
- 腹腔静置时间过长（即未进行透析的"干腹"状态）。
- 腹腔内甘油三酯或脂质渗漏（乳糜性腹水）：多因恶性肿瘤如淋巴瘤、急性胰腺炎、上腔静脉综合征等引起的淋巴管阻塞所致，少数情况下与二氢吡啶类钙通道阻滞剂的使用有关。
- 严重便秘及透析液留腹时间过长。

因此，腹痛和透析液浑浊并非均由腹膜炎引起。其他需鉴别的疾病包括缺血性结肠炎、胰腺炎、肾盂肾炎、卵巢或肾囊肿破裂、移植肾排斥反应、艰难梭菌感染以及嵌顿性疝等，这些疾病也可能出现类似症状。

若嗜酸性粒细胞比例升至 10%～30%，需考虑嗜酸性腹膜炎。该病多见于腹膜透析初期，可能与透析液、增塑剂、管路、空气、万古霉素、链激酶或透析导管本身的过敏反应有关，常伴外周血嗜酸性粒细胞升高。通常数月内可自愈，低剂量糖皮质激素或抗组胺药有利于透析液澄清[60]。

对于持续无菌性浑浊透析液，细胞学检查及流式细胞术有助于排除恶性细胞或其他异常细胞[61]。

若透析液呈乳白色，需检测甘油三酯水平以鉴别乳糜性腹水，乳糜性腹水通常无细胞但富含甘油三酯，且透析液水平高于血清。正常饮食下，血清甘油三酯水平通常低于透析液。甘油三酯水平可以根据膳食脂肪消耗而变化。

约 10% 的细菌性腹膜炎患者透析液白细胞计数 <100/mm³。低白细胞计数可能因留腹时间过短或宿主免疫应答低下导致腹膜液白细胞升高延迟或计数升高不明显[62]。

## 4.18　腹膜透析液培养

通过正确的培养方法，约 80%～95% 的腹膜炎病例中腹膜透析液培养会呈阳性。无论采用何种方法，腹膜透析液培养仍然是确诊腹膜炎的金标准。

样本的收集、运输和处理至关重要，所有为腹膜透析患者服务的实验室都应建立标准化流程。通过标准化技术的改进，培养阳性率也随之提高。开始抗生素治疗前的第一袋浑浊的腹膜透析液是送检的最佳样本（图 4.3）。可以嘱咐患者在从家中前往腹膜透析中心时携带第一袋浑浊的腹膜透析液。如果运送到实验室有延迟，可以嘱患者将透析液保存在 4～8℃冰箱中。

最正确的做法是将装有透析液的整个透析袋交给实验室。透析袋应正确标记患者的详细信息以及样本采集的日期和时间（图 4.4）。此外，还应提供有关既往腹膜炎发作和在采集期间或之前使用的抗生素信息，以便实验室进行适当

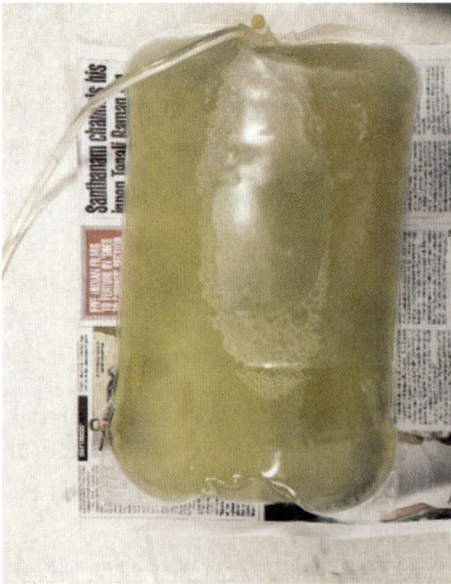

图 4.3　浑浊的透析袋

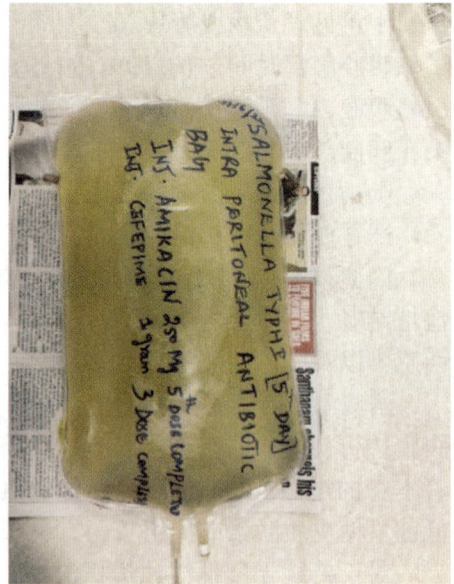

图 4.4　透析袋标记

的诊断。实验室人员首先对透析液进行肉眼观察，并在严格的无菌条件下从袋中抽取所需的液体量。这有助于避免外部污染，并防止污染物在培养中生长。由于任何污染细菌也可能是病原体，因此在培养接种过程中，实验室人员应注意防止外部污染。

应尽早将透析袋送至实验室，最好在透析液收集后 6 小时内。在透析液中，细菌繁殖和代谢活动释放出的酸性残留物可能对细菌产量产生不利影响。此外，细菌的存活率会随运输时间的延长而下降，因此，若预计送检延迟，可以将透析袋置于 4～8℃的冰箱中冷藏，注意不要冷冻。如果现场有需氧和厌氧血液培养瓶，建议直接将 5～10ml 的腹膜透析液接种到两种血液培养瓶进行培养。

在设备齐全的实验室和训练有素的微生物学人员的协助下，培养阴性的腹膜炎发生率可以大大降低。一旦样本送达实验室，就需要进行生化分析、细胞计数 / 分类和微生物学检查。实验室人员可以首先通过肉眼观察液体，寻找凝块、絮状物或纤维蛋白束，然后从袋子中抽取样本。在提取样本时，应将所有纤维蛋白束包括在内，因为液体中的细菌可能藏在纤维蛋白束中。将腹膜透析液浓缩并在培养接种前进行洗涤，可以释放这些隐藏的细菌，从而提高培养的阳性率。

当患者到急诊科就诊时，通常不会采用最佳的培养技术，导致培养结果为阴性[63]。相反，当患者到 PD 病房就诊时，由于 PD 病房的工作人员对技术操作更加熟悉，细菌培养和鉴定的概率就会增加。

腹水培养出的微生物在腹膜透析相关腹膜炎和继发性腹膜炎中是不同的。在腹膜透析相关腹膜炎中，革兰氏阳性微生物（通常是凝固酶阴性葡萄球菌）最常见，而在继发性腹膜炎中经常观察到肠道微生物（如拟杆菌）或多种微生物混合感染[64, 65]。在无发热或脓毒症的情况下，PD 相关的腹膜炎和继发性腹膜炎患者的血培养结果通常为阴性。大量研究表明，凝固酶阴性葡萄球菌是主要病原体，占所有阳性培养的 27.5%～60%，其次是金黄色葡萄球菌和包括肠球菌在内的链球菌（各占 10%～20%）。肠杆菌科（10%～20%）、包括铜绿假单胞菌等非发酵革兰氏阴性菌（5%～15%）、革兰氏阳性杆菌（2%～5%）、混合微生物、真菌（包括藻类）、分枝杆菌和厌氧菌则构成其他类型的感染（表 4.3）。

表4.3　腹膜炎的可能原因及相应的控制措施[50]

| 病原体 | 可能原因 | 建议措施 |
| --- | --- | --- |
| 凝固酶阴性葡萄球菌和金黄色葡萄球菌 | 连接过程中未严格遵守无菌及伴随的出口部位感染 | 患者教育；出口部位感染的护理和治疗 |
| 链球菌 | 牙科手术；胃肠道菌群迁移 | 牙科和内镜手术的预防；治疗牙科和牙周疾病 |

续表

| 病原体 | 可能原因 | 建议措施 |
|---|---|---|
| 肠道细菌（革兰氏阴性杆菌和厌氧菌） | 腹腔病变；严重便秘/胃肠道手术 | 避免便秘；内镜手术的抗生素预防；CT 扫描以排除胃肠道瘘和穿孔 |
| 真菌 | 既往抗生素治疗/免疫抑制状态 | 长期抗生素治疗期间预防性抗真菌治疗 |
| 铜绿假单胞菌 | 出口部位和隧道感染 | 出口部位和导管护理 |
| 巴氏杆菌属 | 家养宠物，主要是猫 | 患者教育，避免在交换和出口部位护理时与宠物接触 |
| 培养阴性 | 既往已应用抗生素治疗；培养技术欠佳 | 检查培养方法和标本处理技术；培养罕见/难以培养的微生物（如结核杆菌） |

## 4.19 微生物培养技术

对进行连续性可携带式腹膜透析（CAPD）和全自动腹膜透析（APD）患者而言，最佳的腹膜透析液培养方法是床旁直接将 50ml 透出液沉淀物培养与将 3～5ml 透出液接种到需氧和厌氧两个血液培养瓶中相结合的方法[8]。标准培养技术是将至少 50ml 的腹膜透析液进行离心并重新悬浮沉淀物进行培养。与血液培养相似，取样的液体越多，培养出病原体的概率就越高[66]。

对于沉淀物的培养，将 50ml 腹膜透析液在 3 000g（即相对离心力）下离心 15 分钟，弃上清后，将沉淀物加入 3～5ml 无菌生理盐水或缓冲液中重悬，旋转 1～2 分钟以去除覆盖在细菌上的纤维蛋白和葡萄糖，促进其在培养基中的生长，可再次离心，得到最终沉淀物[67]。

最终获得的沉淀物接种在固体培养基上——McConkey 琼脂、5% 绵羊血琼脂、巧克力琼脂，并接种到标准的血培养瓶中（需氧和厌氧）。培养皿在 37℃ 下孵育，并每天检查生长情况。对于难培养的微生物以及在采样前已对患者使用抗生素的情况，需要延长孵育时间。如果怀疑是真菌感染，应使用特定的真菌培养基如沙氏葡萄糖琼脂（可加入抑菌抗生素），这种培养基允许真菌生长并相对抑制细菌。一些霉菌需要在室温（22～28℃）下孵育。

使用如 BacT Alert/BACTEC 等自动化培养系统，可以持续监测生长情况和标记阳性培养瓶，提高培养敏感性并缩短时间，还避免了在固定间隔内手动进行传代培养，从而减少了污染风险，并可以全天进行持续的生长监测。也可以使用 BacT/AlerT 严格抗菌中和（fastidious antimicrobial neutralization，FAN）血培养瓶。FANPlus 是一种树脂基培养基，使用抗生素结合的聚合珠，代替了基于活性炭的抗菌中和剂[56]。

裂解离心法中，腹膜透析液与皂苷和聚烯丙基磺酸钠（SPS）溶液混合，这些物质可以分解多形核白细胞并释放细胞内细菌。在快速阳性检测时间和通过革兰氏染色和（或）培养早期识别病原体方面具有优势[68]。

国际腹膜透析学会（ISPD）指南建议使用血液培养瓶来培养透析液。在大多数情况下（75%）约 72 小时内即可识别出致病微生物。在需氧和（或）微需氧环境下孵育 3～4 天的培养基上进行传代培养，可能有助于识别一些自动化培养系统无法检测到的生长缓慢的难培养细菌和酵母菌。一旦微生物在培养中生长，通过使用 Vitek 2 等自动识别系统或 MALDI-TOF（基质辅助激光解吸 / 电离飞行时间质谱）可以早期识别。在设备齐全的临床微生物实验室中，甚至可以快速准确地识别稀有的细菌、分枝杆菌和某些真菌病原体[69, 70]。由于细菌的敏感性不同，获得的耐药性越来越常见，且某些微生物天生对特定类别的抗生素具有耐药性，因此对于培养出的所有微生物，都必须进行药敏试验。

如果怀疑分枝杆菌感染，样本经初步处理后，应接种到分枝杆菌特定培养基——MGIT（分枝杆菌生长指示管）MB Bac-T 中，该系统包含用于生长的富营养培养基，是一种自动化系统，可以标记培养中的阳性生长。样本也可以接种到传统的固体培养基如罗氏培养基上，但孵育时间较长。由于抗结核药物的耐药性越来越普遍，一旦培养基上发现生长，就需进行种属鉴定和药敏试验。目前，分子检测等方法可用于结核病病因的研究[71]。

## 4.20 初步涂片检查

### 革兰氏染色

革兰氏染色涂片在约 20%～30% 的病例中能够确定微生物的存在，对于经验丰富的微生物学家，这一比例可能更高。但这并不能作为启动早期针对性治疗的检测。尽管如此，若结果呈阳性，可以开始经验性治疗，随后根据培养结果和药敏报告进行调整。革兰氏染色还可以识别酵母菌[72]。

### 齐尔 - 尼尔森染色

检测人员需仔细检查齐尔 - 尼尔森染色涂片是否存在抗酸杆菌，需在显微镜下检查至少 100 个油镜视野。然而，这种方法的敏感性较低，很少能在涂片中观察到分枝杆菌[73]。

## 4.21 其他染色

### 金胺 -O

金胺 -O 染色可用于提高涂片检查分枝杆菌的敏感性。这是一种荧光染色技术,检查时使用显微镜的高倍物镜。

### 钙荧光白染色

钙荧光白染色也是一种荧光染色技术,用于检查液体中的真菌成分。

### 10% 氢氧化钾湿片制备

如果存在真菌成分,最好在 10% 氢氧化钾湿片中进行检查。注意观察它们的形态,确定是否存在酵母细胞或具有特征性分枝特征及丝状菌丝内有无隔膜,从而初步识别真菌的类别。在白念珠菌存在的情况下,酵母菌在湿片中表现为圆形或椭圆形,有或没有出芽,并可能存在假菌丝。

为提高自动腹膜透析(APD)患者中透析液微生物的回收率,对于不进行日间交换的患者,最佳方法是在患者腹腔内注入 1L 腹膜透析液并保留至少 2 小时;随后排出透析液,检查其浑浊度,并进行细胞计数、细胞分类和培养[74]。

在治疗过程中,可以将透析液多次送检。建议每 3 天重复培养一次,以观察治疗效果和正确管理[75]。每天进行细胞计数和分类计数以指导治疗。若培养结果持续阳性且细胞计数呈上升趋势,需要考虑其他部位感染,如远处的感染、出口部位感染或隧道感染,并重新评估治疗方案。

透析液变清亮(可以通过袋子读出放在袋子后面的报纸)、细胞计数减少以及在孵育 1 周后培养结果仍为阴性,提示腹膜炎得到有效治疗并恢复(见图 4.5)。

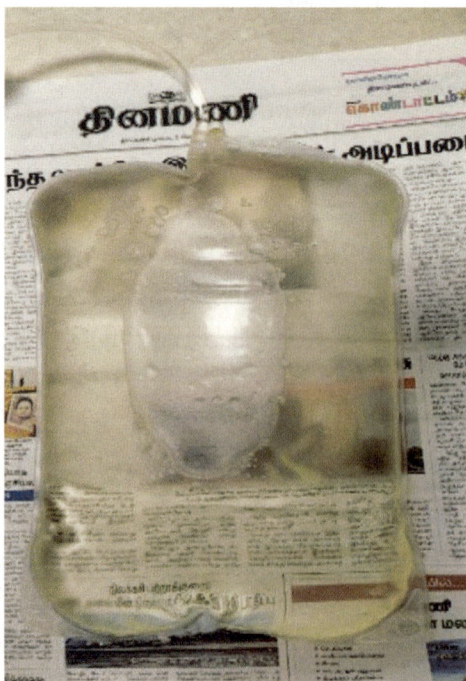

图 4.5　经治疗后液体变澄清

## 4.22 出口部位和隧道感染的微生物学研究

Twardowski 和 Prowant 提出了出口感染分级体系[76]:

| 标准 | 得分 | | |
|---|---|---|---|
| | 0分 | 1分 | 2分 |
| 肿胀 | 无 | 仅限出口(<0.5cm) | 累及部分或整个隧道 |
| 结痂 | 无 | <0.5cm | >0.5cm |
| 发红 | 无 | <0.5cm | >0.5cm |
| 疼痛 | 无 | 轻微 | 严重 |
| 分泌物 | 无 | 浆液性 | 脓性 |

在此体系中,大于等于 2 分即提示感染。不确定的得分可能提示腹膜炎的进展,因此该情况下需要对患者进行进一步的指标监测和随访[77]。此外,出现脓性分泌物时,即使没有其他症状,也可提示出口部位的感染。

如果腹膜透析的患者出现感染迹象,可从腹膜透析管出口部位行拭子采集。在采集过程中,为了避免皮肤污染物的干扰,在采集前应首先用无菌生理盐水清洁该区域周围的皮肤,并让其干燥一段时间。挤出从该部位流出的液体/脓液,并用拭子小心地采集这些液体,避免拭子与邻近的皮肤表面接触。采集后拭子应及时运送到实验室进行检测。条件允许时,最好采集两个拭子——一个用于涂片研究,另一个用于培养。

如果导管被拔除,谨慎起见,导管也应进行病原体的培养。可通过 roll-plate 法在合适的固体培养基上进行导管内尖端的培养,不推荐使用液体富集培养基或肉汤培养基进行导管培养。长期放置的导管表面可能形成生物膜,此时可在无菌情况下切开导管,轻轻刮掉导管内表面的生物膜层,并将刮屑用于培养。一位 68 岁慢性肾脏病(CKD)5 期女性在发生新型冠状病毒感染后,开始血液透析。由于她出现复发性血栓形成,因此改用为每天 3 次,每次 2L 腹膜透析置管液行持续不卧床腹膜透析(CAPD)。

## 4.23 腹膜透析相关腹膜炎诊断方法的最新进展[78]

### 床旁检测

白细胞酯酶是由活化的白细胞产生的酶,可作为炎症标志物。基于临床症状诊断腹膜炎的敏感性、特异性、阳性预测值和阴性预测值分别为 76.2%、97.2%、80% 和 96.6%,通过腹膜细胞计数进行诊断的则分别为 90.5%、98.6%、

95% 和 98.6%[79]。使用白细胞酯酶试纸诊断腹膜炎的阳性预测值为 74.1%，而细胞计数的阳性预测值为 95%，相比之下较低的阳性预测值限制了白细胞酯酶试纸在腹膜炎筛查中的应用。然而，该检测方法可以在无法获得相关实验室设备的情况下使用，并且患者或护理人员可以自己筛选液体以排除感染病因学。

促炎细胞因子是诊断腹膜炎的潜在标志物。这些细胞因子在炎症反应过程中由活化的细胞分泌。现已有用于侧流分析的商品化检测试剂盒，可在数小时内获得检测结果[80]。

A. 白细胞介素 6（interleukin 6，IL-6）

B. 环氧化酶 -2（cyclooxygenase-2，COX-2）

C. 基质金属蛋白酶（matrix metalloproteinase，MMP）-8

研究已证实腹膜炎发作次数与腹膜炎发作 1 年后的 IL-6 及 COX-2 水平之间存在显著相关性。MMP-8 是由急性炎症期间活化的中性粒细胞分泌的，研究也已证实在多微生物腹膜炎患者的透出液中可检测到 MMP-8[81]。然而，这些因子用于准确预测腹膜炎的临界值尚不明确，这限制了它们作为常规腹膜炎筛查方法的使用。然而，在使用侧流分析装置的腹膜透析中，IL-6 和 MMP-8 具有 98.3% 的高阴性预测值、83.7% 的高阳性预测值、97.6% 的高敏感性和 87.7% 高特异性[81]。如果发现上述所有标记物均为阴性，则可合理地排除感染过程，从而最大限度地减少患者就诊次数，使患者尽早出院，并最大限度地减少可导致耐药性增加的非必要抗生素的使用。中性粒细胞明胶酶相关脂质运载蛋白（neutrophil gelatinase-associated lipocalin，NGAL）是一种属于脂质运载蛋白超家族的蛋白，最早在活化的中性粒细胞中被发现。它是一种内在的抗菌因子。包括肾小管细胞在内的许多类型的细胞在各种损伤刺激下均可产生 NGAL。在临床肾脏病学中，它是一种新兴的、有前景的标志物。研究表明，严重急性腹膜炎与血浆和透出液中 NGAL 水平的升高相关[82]。在多元回归分析模型中，只有 WBC 和腹膜 NGAL 水平是腹膜炎的独立预测因子。腹膜 NGAL 浓度仅受局部炎症的影响。在拥有可用于血浆、尿液和其他液体精准检测的标准化临床检测平台的情况下，NGAL 水平的评估应被视为一种潜在的腹膜炎诊断工具[83-85]。

为证实上述所有标记物在临床实践和各种临床情况下的效用，如复发性腹膜炎、使用艾考糊精等透析液以及患有慢性炎症性疾病的患者，需要进行更进一步的随访和病例对照研究。

## 4.24  基因测序

分子学方法是一种有价值的新兴技术，可与传统的病原体培养方法结合使用来进行病原体的检测。它在鉴定生长条件苛刻的微生物（如一些真菌）方面具有优势,在鉴定培养中难以生长或不可培养的微生物时,分子学方法也具有优势。然而,分子学方法的应用需要一定的专业知识和特定设备以及结果解读的技能。

16S 核糖体 RNA(ribosomal RNA,rRNA)基因测序是一种成熟的快速细菌鉴定技术,该技术现在越来越多地用于临床样品的直接检测以及培养不能明确的细菌种类鉴定。16S rRNA 基因在不同种类的细菌中高度保守,但它也有数个靶向高变区,这些高变区可作为鉴定细菌种类的特异性序列。该基因的突变是稳定的,这一特性对其临床应用具有巨大价值。几乎所有常见致病菌的 16S rRNA 基因序列都已被绘制成图谱,并且可在基因库中获得。传统意义上,利用 16S rRNA 序列鉴定细菌的工作原理是:与基因库中 16S rRNA 序列同源性 >95% 的代表同一种属,>97% 的代表同一物种[86-88]。

Sheela Devi 等评估了 16S rRNA 基因和 ITS(内转录间隔区)PCR 及测序在检测 CAPD 患者透析液中的细菌和真菌病原体中的作用。在评估的 58 份透析液样品中,8 份(14%)通过常规培养鉴定出了病原体,28 份(48%)通过自动化培养鉴定出了病原体,47 份(81%)通过 16S rRNA 测序鉴定出病原体。在 23 份常规培养及 BACT/ALERT 自动化培养阴性的腹膜透析液标本中,16S rRNA PCR 和测序仍可鉴定出病原体。本研究表明,16S rRNA 检测可作为培养方法的有效补充检测,并可用于培养阴性腹膜炎的诊断[89]。

第三代测序技术可对整个 16S 基因进行高通量测序,是一种强大的诊断工具。该技术将循环共有序列测序与复杂的去噪算法相结合,可消除 PCR 和测序中的误差,这使得现阶段可以识别出整个基因中仅有一个差异核苷酸的数百万个序列读数。有了这些技术和方法上的进步,就有可能辨别 16S 基因,并充分发挥 16S 基因作为病原体鉴定的独特指纹技术的潜力[90]。

最近以来,在试剂盒检测出可疑病原体基础之上,多重 PCR 和 RT-PCR 有助于扩大病原体的范围检测。PCR- 电喷雾电离质谱(PCR-electrospray ionization mass spectrometry,PCR-ESI/MS)是一种能够从分离出的微生物或直接从临床标本中鉴定出几乎所有已知人类病原体的技术。其中,用于检测的引物被策略性地设计为靶向一种或多种类别的病原体:包括细菌、分枝杆菌、真菌或病毒[91]。

Real-time PCR 在 PCR 扩增过程中即可监测目标 DNA 分子的扩增(即实时),而不是像常规 PCR 那样在 PCR 结束时监测。该技术可以用于核酸定量。定量实时聚合酶链反应是一种可用于评估各种样品中微生物负荷的技术。该技术在临床上可用于检测“无病原体生长”腹膜炎的病例,并可用于识别标准抗生素治疗后临床症状有明显改善,但仍可能复发的患者。利用这种方法,通过在样品中建立临界负荷,可以鉴别病原体和污染物[92]。

使用基于 Real-time PCR 的 GeneXpert 自动化检测系统可实现分枝杆菌的

快速检测。该系统是一个基于试剂盒的封闭系统，可用于快速鉴定临床样本中的结核分枝杆菌。该方法周转时间约为一小时。除了鉴定样本中的结核分枝杆菌外，该方法还可以进行病原体对利福平及其他二线药物的耐药性检测。该技术在 CAPD 患者中诊断结核性腹膜炎的敏感性和特异性尚不清楚。在适当的情况下，可以使用该技术进行病原体检测，毕竟早期发现病原体，则可进行有针对性的治疗和导管拔除[93]。

当培养物中出现病原体生长时，MALDI-TOF MS 可作为 16S rRNA 基因检测的替代方案。一些研究人员研究了自动培养瓶出现阳性结果时，MALDI-TOF MS 在鉴定病原体中的效用。从培养阳性的培养瓶中直接进行病原体检测时，检测样品的制备比较烦琐，但检测时间缩短了数个小时。即使在不能进行药敏检测的情况下，微生物的快速鉴定也可以帮助临床医生更准确地对患者进行针对性的治疗。Menglan Zhou 等认为改良的培养瓶检测法对酵母菌检测具有大致相同甚至更好的性能，并且对 GN 细菌的检测能力优于 GP 细菌[94]。

## 4.25　预测复发 / 评估治疗反应的最新进展

细菌来源的 DNA 片段和细菌内毒素是潜在的预测指标。不论是在抗生素治疗结束前 5 天还是在完成治疗当天，在复发或再发性腹膜炎发作过程中收集的透出液样本中，细菌 DNA 片段的水平显著高于未复发或未再发的腹膜炎患者的样本。此外，当检测细菌 DNA 片段时，在抗生素使用结束前 5 天，CT 值 34 可作为 PCR 检测到细菌 DNA 片段的临界值，该检测对于预测复发或再发性腹膜炎的敏感性为 88.9%，特异性为 60.5%[95]。

在革兰氏阴性菌的外膜中发现的细菌内毒素是一类称为脂多糖（lipopolysaccharides，LPS）的磷脂中的一种。LPS 不是革兰氏阴性菌的外源性产物，而是在细菌细胞死亡和裂解后从细菌中释放出来的。透析液细菌内毒素可作为腹膜炎治疗失败的预后指标。在革兰氏阴性菌引起的腹膜炎中，第 5 天检测到的腹腔内毒素水平预测初次治疗失败的敏感性为 66.7%，特异性为 83.3%。值得注意的是，第 5 天腹膜透析液白细胞计数 >1 000/mm³ 的预测敏感性为 88.9%，特异性为 89.1%。然而，完全治愈患者和复发患者之间的内毒素水平没有显著差异[96]。研究表明，抗生素治疗后 5 天，腹膜透析液检测到内毒素是革兰氏阴性菌感染腹膜炎初次治疗失败的预测指标，但是该指标预测能力低于腹膜透析液白细胞计数。

以第 3 天 WBC 计数 >1 090/mm³ 为临界值，预测腹膜炎治疗失败的敏感性和特异性分别为 75% 和 74%。综合而言，糖尿病、就诊时收缩压 <90mmHg、第 3～4 天透析液白细胞计数为 1 000/mm³ 和第 5 天计数 >100/mm³ 已被确定为治疗失败的 4 个预测因子[97]。

　　使用上述预测因子可制定从 0 到 11.5 分的风险评分体系。糖尿病（1 分），出现症状时收缩压 <90mmHg（2.5 分），第 3～4 天透析液白细胞计数为 1 000/mm³（1.5 分），第 5 天计数 >100/mm³（6.5 分）。陪护人员可采用此方法确定治疗效果[5]。

## 4.26　基于人工智能算法的未来发展方向和使用

　　"免疫指纹"是一新兴概念，"免疫指纹"以及通过机器学习对这些指纹进行人工智能（artificial intelligence，AI）辅助识别是当前的一种新兴技术。在腹膜炎的诊断中，免疫指纹图谱是一种可行、值得考虑的辅助检查手段，该技术可进一步促进该领域新兴即时诊断方法的发展。现阶段腹膜炎的 ISPD 诊断标准是可靠且不可撼动的，但这些新的诊断和预后检测方法也很有前景，如果将他们用作辅助检测，未来一定会更好地服务临床[98]。

　　构成各种病原体特定免疫指纹的局部免疫细胞、炎症和调节因子、趋化因子和组织损伤因子被用来推导算法。免疫和炎症标志物的不同特征可用于鉴别革兰氏阳性和革兰氏阴性微生物，也可作为培养阴性腹膜炎的特异性标志物。例如，IL-15、IL-16、可溶性 IL-6 受体水平、总细胞计数和 MMP 底物周转与凝固酶阴性葡萄球菌感染相关，而 IL-1β、IL-15、MMP 底物、肿瘤坏死因子 -β 和凝胶酶谱法的检测与肠球菌感染相关。因此，使用具有高拟合度的预测模型来进行 PD 患者的病原体特异性诊断是一种未来潜在的诊断工具和有价值的辅助诊断手段。其成功应用需要收集和分析大量基于人工智能诊断标准的数据[99]。

## 4.27　出口部位感染

　　急性出口部位感染是指从出口排出血性和（或）脓性液体，伴有发红（导管直径的两倍）、压痛、过度生长的颗粒组织和肿胀。

　　出口部位感染（ESI）先于隧道感染和腹膜炎发生。出口部位的日常护理有助于避免导管感染。出口部位的护理和局部包扎是 ESI 管理的基石。

　　通常，感染最初表现为出口部位周围的结痂和（或）红斑增加，进而发展为从该部位流出浆液性和脓性液体。患者在感染初期一般不会出现发热或寒战。

　　导管放置后不久，导管和出口部位就会定植细菌。细菌分泌生物膜，促进细菌进一步生长，并保护定植生物体免受抗体、白细胞和抗菌药的侵害。

　　定植菌易导致感染，定植菌导致的感染往往发生在轻度出口部位损伤之后。感染可能仅存在于出口部位，也可能累及导管所在的隧道。隧道感染通常仅在出现出口部位感染时发生。

发生感染时，所有导管流出物都应行革兰氏染色和培养，以指导抗生素治疗。可通过挤压导管来挤出液体。如果没有流出液，该部位的培养则意义不大，因为在没有流出液的情况下，阳性培养物可能仅为定植菌。清洁出口部位时，如出现结痂，则不应强行清除结痂。

必须对出口部位进行常规监测。患者应每天检查出口部位，临床医生则应每月检查一次出口部位，以便尽早发现感染。此外，当患者发觉出口部位的外观发生变化时，临床医生应对出口部位进行检查。应挤压导管，以查看是否存在流出液，同时观察隧道上是否有红斑。

建议将局部抗菌药（如莫匹罗星、庆大霉素软膏）用于出口部位的包扎。其他替代药物如高渗盐水溶液可在一些情况下考虑使用（如铜绿假单胞菌感染）。自从开始使用抗菌药物及其他预防措施以来，出口部位感染的发生率已显著下降。与肥皂水相比，聚维酮碘溶液（10%）和氯己定溶液（0.05%～2%）已被证明可降低出口部位感染（ESI）的发生率。

发生 ESI 的相关风险因素包括[100]：

- 较差的出口部位护理水平
- 导管活动
- 导管拔出损伤
- 导管被腰带机械压缩
- 游泳
- 换液期间宠物在场
- 腹膜透析引流袋压迫出口部位

出口部位感染是由接触病原微生物引起的，特别是革兰氏阳性金黄色葡萄球菌和一些革兰氏阴性菌（如铜绿假单胞菌）。然而，许多其他微生物，包括被认为是正常菌群的微生物，也有可能引起感染。随着其他革兰氏阳性菌和革兰氏阴性菌感染比例的相对增加，由金黄色葡萄球菌导致的感染比例相对减少。非结核分枝杆菌、棒状杆菌属和酵母菌是新发现的 ESI 相关微生物。真菌导致的感染的比例则随着预防性使用抗生素而增加。

引起出口部位感染的微生物如下[101]：

| 感染总次数 1 194 | |
| --- | --- |
| 革兰氏阳性菌 | 79% |
| 凝固酶阴性葡萄球菌 | 23% |
| 金黄色葡萄球菌 | 29% |
| 链球菌 | 6% |
| 革兰氏阴性菌 | 7% |
| 真菌 | 0.6% |

## 4.28　隧道感染

当腹膜透析皮下隧道通路出现红斑、压痛或肿胀时,可诊断为隧道感染。许多有出口部位感染的患者也会有隐匿性的隧道感染,这些隐匿性的隧道感染只能通过隧道的超声检查才能确诊。如果根据症状和体格检查发现可疑隧道脓肿,或者出口感染存在治疗抵抗,则应对导管进行超声检查。超声可以有效地发现液体聚集。

隧道受累表现为导管路径上的红斑、水肿、硬结或压痛。如果不进行治疗,感染可能会在隧道内形成脓肿。隧道脓肿多见于由金黄色葡萄球菌或绿脓杆菌引起的感染。

## 4.29　要点

- 腹膜透析中发生的腹膜炎可能与腹膜透析直接相关,腹膜炎可由腹膜透析液交换过程中共生菌或致病性皮肤细菌的污染、出口部位或隧道感染或继发于非透析相关的腹腔内或全身过程引起。大多数腹膜炎病例与腹膜透析有关。
- 腹痛和混浊的透出液是常见的症状。在 APD 中,混浊的透出液可能不常见。体格检查发现腹部压痛、反跳痛,偶尔出现包括低血压在内的全身体征。
- 在所有可疑患者中,应行腹腔内液体的细胞计数和分类检测、革兰氏染色和培养。应对出口部位的各种脓性引流物进行培养。如果伴有败血症,应进行血细胞计数和血培养。应缩短样品运送到实验室的时间。
- 应用抗生素治疗前的第一袋浑浊透出液是最佳送检样本。
- 如果不能及时将透出液送检,则应将其在 4~8℃的温度下冷藏。
- PD 液通过离心、洗涤、浓缩等方法得到培养物中的产量。
- 在第 3 天腹膜炎的临床表现没有改善,或者有临床体征和症状但培养持续阴性时,则应考虑使用可鉴定分枝杆菌、诺卡菌、军团菌、丝状真菌或其他苛养菌的特殊培养 / 诊断技术。
- 经验性应用的抗生素方案应是中心特异性的,并覆盖革兰氏阳性菌和革兰氏阴性菌。
- 在复发性或难治性腹膜炎中,应排除分枝杆菌、真菌和出口或隧道感染。
- 对于结核性腹膜炎,分子检测在更高的敏感性、快速的周转时间和抗结核药物敏感性检测方面均具有明显的优势。在所有疑似结核性腹膜炎的病例中,除了使用常规检测技术外,还应考虑这些分子检测技术。

- 分子检测和自动化技术等较新的诊断方法，具有良好的敏感性和更快的周转时间。对于培养阴性的腹膜炎（尤其是结核性腹膜炎），或由难培养 / 不可培养细菌引起的腹膜炎，应寻求使用这些较新的诊断方法。

（车琳　管陈 译，王雁飞　王立婷 校）

## 参考文献

1. El-Reshaid W, Al-Disawy H, Nassef H, Alhelaly U. Comparison of peritonitis rates and patient survival in automated and continuous ambulatory peritoneal dialysis: a 10-year single center experience. Ren Fail. 2016;38(8):1187–92. https://doi.org/10.1080/0886022X.2016.1209025.

2. Kaene WF, Vas SI. Peritonitis Chapter 16. In: Gokal R, Nolph KD, editors. The textbook of peritoneal dialysis. 1st ed. Kluwer: Academic Publishers; 1994.

3. Tzamaloukas AH, Obermiller LE, Gibel LJ, et al. Peritonitis associated with intra-abdominal pathology in continuous ambulatory peritoneal dialysis patients. Perit Dial Int. 1993;13(Suppl 2):S335–7.

4. Li PK, Szeto CC, Piraino B, et al. ISPD peritonitis recommendations: 2016 update on prevention and treatment [published correction appears in Perit Dial Int. 2018 Jul-Aug;38(4):313]. Perit Dial Int. 2016;36(5):481–508. https://doi.org/10.3747/pdi.2016.00078.

5. Nochaiwong S, Ruengorn C, Koyratkoson K, et al. A clinical risk prediction tool for peritonitis-associated treatment failure in peritoneal dialysis patients. Sci Rep. 2018;8(1):14797. https://doi.org/10.1038/s41598-018-33196-2.

6. Ghali JR, Bannister KM, Brown FG, et al. Microbiology and outcomes of peritonitis in Australian peritoneal dialysis patients. Perit Dial Int. 2011;31(6):651–62. https://doi.org/10.3747/pdi.2010.00131.

7. Manera KE, Johnson DW, Craig JC, et al. Patient and caregiver priorities for outcomes in peritoneal dialysis: multinational nominal group technique study. Clin J Am Soc Nephrol. 2019;14(1):74–83. https://doi.org/10.2215/CJN.05380518.

8. Salzer WL. Peritoneal dialysis-related peritonitis: challenges and solutions. Int J Nephrol Renovasc Dis. 2018;11:173–86. https://doi.org/10.2147/IJNRD.S123618.

9. Wang HH, Huang CH, Kuo MC, et al. Microbiology of peritoneal dialysis-related infection and factors of refractory peritoneal dialysis related peritonitis: a ten-year single-center study in Taiwan. J Microbiol Immunol Infect. 2019;52(5):752–9. https://doi.org/10.1016/j.jmii.2018.10.013.

10. Prasad N, Gupta A, Sharma RK, Prasad KN, Gulati S, Sharma AP. Outcome of gram-positive and gram-negative peritonitis in patients on continuous ambulatory peritoneal dialysis: a single-center experience. Perit Dial Int. 2003;23(Suppl 2):S144–7.

11. Pindi G, Kawle V, Sunkara RR, Darbha MS, Garikaparthi S. Continuous ambulatory peritoneal dialysis peritonitis: microbiology and outcomes. Indian J Med Microbiol. 2020;38(1):72–7. https://doi.org/10.4103/ijmm.IJMM_20_251.

12. Kim DK, Yoo TH, Ryu DR, et al. Changes in causative organisms and their antimicrobial susceptibilities in CAPD peritonitis: a single center's experience over one decade. Perit Dial Int. 2004;24(5):424–32.

13. Mujais S. Microbiology and outcomes of peritonitis in North America. Kidney Int Suppl. 2006;103:S55–62. https://doi.org/10.1038/sj.ki.5001916.

14. Kan GW, Thomas MA, Heath CH. A 12-month review of peritoneal dialysis-related peritonitis in Western Australia: is empiric vancomycin still indicated for some patients? Perit Dial Int. 2003;23(5):465–8.

15. Port FK, Held PJ, Nolph KD, Turenne MN, Wolfe RA. Risk of peritonitis and technique failure by CAPD connection technique: a national study. Kidney Int. 1992;42(4):967–74. https://doi.org/10.1038/ki.1992.375.

16. Bunke M, Brier ME, Golper TA. Culture-negative CAPD peritonitis: the network 9 study. Adv Perit Dial. 1994;10:174–8.
17. Mushahar L, Mei LW, Yusuf WS, Sivathasan S, Kamaruddin N, Idzham NJ. Exit-site dressing and infection in peritoneal dialysis: a randomized controlled pilot trial. Perit Dial Int. 2016;36(2):135–9. https://doi.org/10.3747/pdi.2014.00195.
18. Szeto CC. The new ISPD peritonitis guideline. Ren Replace Ther. 2018;4:7. https://doi.org/10.1186/s41100-018-0150-2.
19. Wu G, Khanna R, Vas SI, Oreopoulos DG. Is extensive diverticulosis of the colon a contraindication for CAPD? Perit Dial Bull. 1983;3(4):180–3.
20. Machuca E, Ortiz AM, Rabagliati R. Streptococcus viridans-associated peritonitis after gastroscopy. Adv Perit Dial. 2005;21:60–2.
21. Bakan A, Oral A, Kostek O, Ecder SA, Odabaş AR. An unusual case of peritonitis after vaginal leak in a patient on peritoneal dialysis. Nefrologia. 2016;36(1):85–6. https://doi.org/10.1016/j.nefro.2015.08.006.
22. Hakim A, Hisam N, Reuman PD. Environmental mycobacterial peritonitis complicating peritoneal dialysis: three cases and review. Clin Infect Dis. 1993;16(3):426–31. https://doi.org/10.1093/clind/16.3.426.
23. Dasgupta MK, Anwar H, Costerton JW. Bacterial biofilms and peritonitis in continuos ambulatory peritoneal dialysis. Int Biodeterior Biodegradation. 1992;30:167–76.
24. Martins M, Rodrigues A, Pedrosa JM, Carvalho MJ, Cabrita A, Oliveira R. Update on the challenging role of biofilms in peritoneal dialysis. Biofouling. 2013;29(8):1015–27. https://doi.org/10.1080/08927014.2013.824566.
25. Tan R, Weng W, Raymond WD, Sieunarine K. Outcomes in buried versus non-buried peritoneal dialysis catheters: a retrospective cohort study. J Vasc Access. 2021;22(2):254–60. https://doi.org/10.1177/1129729820937111.
26. Demoulin N, Goffin E. Intraperitoneal urokinase and oral rifampicin for persisting asymptomatic dialysate infection following acute coagulase-negative staphylococcus peritonitis. Perit Dial Int. 2009;29(5):548–53.
27. Wong SS, Lau WY, Chan PK, Wan CK, Cheng YL. Extended experience in the use of antibiotic lock for eradication of biofilm bacteria on Tenckhoff catheter. Perit Dial Int. 2019;39(2):187–90. https://doi.org/10.3747/pdi.2018.00098.
28. Tian Y, Xie X, Xiang S, et al. Risk factors and outcomes of early-onset peritonitis in Chinese peritoneal dialysis patients. Kidney Blood Press Res. 2017;42(6):1266–76. https://doi.org/10.1159/000485930.
29. Fieren MW. The local inflammatory responses to infection of the peritoneal cavity in humans: their regulation by cytokines, macrophages, and other leukocytes. Mediat Inflamm. 2012;2012:976241. https://doi.org/10.1155/2012/976241.
30. Flanigan MJ, Freeman RM, Lim VS. Cellular response to peritonitis among peritoneal dialysis patients. Am J Kidney Dis. 1985;6(6):420–4. https://doi.org/10.1016/s0272-6386(85)80105-0.
31. Charney DI, Gouge SF. Chemical peritonitis secondary to intraperitoneal vancomycin. Am J Kidney Dis. 1991;17(1):76–9. https://doi.org/10.1016/s0272-6386(12)80255-1.
32. Streather CP, Carr P, Barton IK. Carcinoma of the kidney presenting as sterile peritonitis in a patient on continuous ambulatory peritoneal dialysis. Nephron. 1991;58(1):121. https://doi.org/10.1159/000186395.
33. Bargman JM, Zent R, Ellis P, Auger M, Wilson S. Diagnosis of lymphoma in a continuous ambulatory peritoneal dialysis patient by peritoneal fluid cytology. Am J Kidney Dis. 1994;23(5):747–50. https://doi.org/10.1016/s0272-6386(12)70289-5.
34. Tintillier M, Pochet JM, Christophe JL, Scheiff JM, Goffin E. Transient sterile chemical peritonitis with icodextrin: clinical presentation, prevalence, and literature review. Perit Dial Int. 2002;22(4):534–7.
35. Ejaz AA, Fitzpatrick PM, Durkin AJ, et al. Pathophysiology of peritoneal fluid eosinophilia in peritoneal dialysis patients. Nephron. 1999;81(2):125–30. https://doi.org/10.1159/000045266.

36. Lew SQ. Hemoperitoneum: bloody peritoneal dialysate in ESRD patients receiving perito-neal dialysis. Perit Dial Int. 2007;27(3):226–33.
37. Prasad KN. Peritonitis in patients on continuous ambulatory peritoneal dialysis: a brief microbiological review. Ind J Peritoneal Dialysis. 1999;2:12–7.
38. Amici G, Grandesso S, Mottola A, Virga G, Calconi G, Bocci C. Fungal peritonitis in perito-neal dialysis: critical review of six cases. Adv Perit Dial. 1994;10:169–73.
39. Stuck A, Seiler A, Frey FJ. Peritonitis due to an intrauterine contraceptive device in a patient on CAPD. Perit Dial Bull. 1986;6:158–9.
40. Ozeki T, Mizuno M, Iguchi D, et al. C1 inhibitor mitigates peritoneal injury in zymosan-induced peritonitis. Am J Physiol Renal Physiol. 2021;320(6):F1123–32. https://doi.org/10.1152/ajprenal.00600.2020.
41. Santos ACMLD, ACM M, Barbosa TA, et al. Phenotypic and molecular characterization of nonfermenting gram-negative bacilli causing peritonitis in peritoneal dialysis patients. Pathogens. 2022;11(2):218. https://doi.org/10.3390/pathogens11020218.
42. Talwani R, Horvath JA. Tuberculous peritonitis in patients undergoing continuous ambula-tory peritoneal dialysis: case report and review. Clin Infect Dis. 2000;31(1):70–5. https://doi.org/10.1086/313919.
43. Lin JH, Wang WJ, Yang HY, et al. Non-tuberculous and tuberculous mycobacterial peri-tonitis in peritoneal dialysis patients. Ren Fail. 2014;36(7):1158–61. https://doi.org/10.3109/0886022X.2014.918842.
44. Abraham G, Mathews M, Sekar L, Srikanth A, Sekar U, Soundarajan P. Tuberculous peri-tonitis in a cohort of continuous ambulatory peritoneal dialysis patients. Perit Dial Int. 2001;21(Suppl 3):S202–4.
45. Muthucumarana K, Howson P, Crawford D, Burrows S, Swaminathan R, Irish A. The rela-tionship between presentation and the time of initial Administration of Antibiotics with Outcomes of peritonitis in peritoneal dialysis patients: the PROMPT study. Kidney Int Rep. 2016;1(2):65–72. https://doi.org/10.1016/j.ekir.2016.05.003.
46. Oliveira LG, Luengo J, Caramori JC, Montelli AC, Cunha Mde L, Barretti P. Peritonitis in recent years: clinical findings and predictors of treatment response of 170 episodes at a single Brazilian center. Int Urol Nephrol. 2012;44(5):1529–37. https://doi.org/10.1007/s11255-011-0107-7.
47. Voinescu CG, Khanna R. Peritonitis in peritoneal dialysis. Int J Artif Organs. 2002;25(4):249–60. https://doi.org/10.1177/039139880202500402.
48. Barretti P, Montelli AC, Batalha JE, Caramori JC, Cunha ML. The role of virulence factors in the outcome of staphylococcal peritonitis in CAPD patients. BMC Infect Dis. 2009;9:212. https://doi.org/10.1186/1471-2334-9-212.
49. Clements TW, Tolonen M, Ball CG, Kirkpatrick AW. Secondary peritonitis and intra-abdominal sepsis: an increasingly global disease in search of better systemic therapies. Scand J Surg. 2021;110(2):139–49. https://doi.org/10.1177/1457496920984078.
50. Al Sahlawi M, Bargman JM, Perl J. Peritoneal dialysis-associated peritonitis: sugges-tions for management and mistakes to avoid. Kidney Med. 2020;2(4):467–75. https://doi.org/10.1016/j.xkme.2020.04.010.
51. Taylor PM. Image-guided peritoneal access and management of complications in peritoneal dialysis. Semin Dial. 2002;15(4):250–8. https://doi.org/10.1046/j.1525-139x.2002.00067.x.
52. Trinh E, Saiprasertkit N, Bargman JM. Increased serum lactate in peritoneal dialysis patients presenting with Intercurrent illness. Perit Dial Int. 2018;38(5):363–5. https://doi.org/10.3747/pdi.2017.00169.
53. Yap DY, Chu WL, Ng F, Yip TP, Lui SL, Lo WK. Risk factors and outcome of contamination in patients on peritoneal dialysis–a single-center experience of 15 years. Perit Dial Int. 2012 Nov-Dec;32(6):612–6. https://doi.org/10.3747/pdi.2011.00268.
54. Johnson DW, Gray N, Snelling P. A peritoneal dialysis patient with fatal culture-negative peritonitis. Nephrology (Carlton). 2003;8(1):49–55. https://doi.org/10.1046/j.1440-1797.2003.00119.x.
55. von Graevenitz A, Amsterdam D. Microbiological aspects of peritonitis associated with con-tinuous ambulatory peritoneal dialysis. Clin Microbiol Rev. 1992;5(1):36–48. https://doi.

org/10.1128/CMR.5.1.36.

56. Park M-S, Yoo IY, Kang O-K, Lee JE, Kim DJ, Huh IIJ, Lee NY. Evaluation of BacT/Alert FAN plus bottles for the culture of peritoneal dialysate. Annals of clinical. Microbiology. 2019;22(4):90–5.

57. Htay H, Cho Y, Pascoe EM, et al. Multicentre registry data analysis comparing outcomes of culture-negative peritonitis and different subtypes of culture-positive peritonitis in peritoneal dialysis patients. Perit Dial Int. 2020;40(1):47–56. https://doi.org/10.1177/0896860819879891.

58. Karanicolas S, Oreopoulos DG, Izatt S, et al. Epidemic of aseptic peritonitis caused by endotoxin during chronic peritoneal dialysis. N Engl J Med. 1977;296(23):1336–7. https://doi.org/10.1056/NEJM197706092962309.

59. Teitelbaum I. Cloudy peritoneal dialysate: it's not always infection. Contrib Nephrol. 2006;150:187–94. https://doi.org/10.1159/000093594.

60. Oh SY, Kim H, Kang JM, et al. Eosinophilic peritonitis in a patient with continuous ambulatory peritoneal dialysis (CAPD). Korean J Intern Med. 2004;19(2):121–3. https://doi.org/10.3904/kjim.2004.19.2.121.

61. Enríquez J, Klínger J, Arturo JA, Tobar C, Ceballos O. Immunophenotyping by flow cytometry of peritoneal fluid of patients with peritonitis on continuous ambulatory peritoneal dialysis. Adv Perit Dial. 2002;18:184–7.

62. Dong J, Li Z, Xu R, Chen Y, Luo S, Li Y. Disease severity score could not predict the outcomes in peritoneal dialysis-associated peritonitis. Nephrol Dial Transplant. 2012;27(6):2496–501. https://doi.org/10.1093/ndt/gfr654.

63. Chu G. A defined peritonitis clinical pathway in the emergency department improves outcomes for peritoneal dialysis patients. Renal Society of Australasia Journal. 2014;10(1):30–3.

64. Prasad KN, Singh K, Rizwan A, et al. Microbiology and outcomes of peritonitis in northern India. Perit Dial Int. 2014;34(2):188–94. https://doi.org/10.3747/pdi.2012.00233.

65. Nessim SJ, Nisenbaum R, Bargman JM, Jassal SV. Microbiology of peritonitis in peritoneal dialysis patients with multiple episodes. Perit Dial Int. 2012;32(3):316–21. https://doi.org/10.3747/pdi.2011.00058.

66. Bieber SD, Anderson AE, Mehrotra R. Diagnostic testing for peritonitis in patients undergoing peritoneal dialysis. Semin Dial. 2014;27:602–6. https://doi.org/10.1111/sdi.12270.

67. Sekar U, Suppiah R, Abraham G, Mathew M, Padma G, Shroff S, Soundarajan P. Does the method of sampling influence microbiological diagnosis of peritonitis in CAPD? Indian J Perit Dial. 1999;2:18–24.

68. Forbes BA, Frymoyer PA, Kopecky RT, Wojtaszek JM, Pettit DJ. Evaluation of the lysis-centrifugation system for culturing dialysates from continuous ambulatory peritoneal dialysis patients with peritonitis. Am J Kidney Dis. 1988;11(2):176–9. https://doi.org/10.1016/s0272-6386(88)80208-7.

69. Kanjanabuch T, Chatsuwan T, Udomsantisuk N, et al. Association of Local Unit Sampling and Microbiology Laboratory Culture Practices with the ability to identify causative pathogens in peritoneal dialysis-associated peritonitis in Thailand. Kidney Int Rep. 2021;6(4):1118–29. https://doi.org/10.1016/j.ekir.2021.01.010.

70. Lin WH, Hwang JC, Tseng CC, et al. Matrix-assisted laser desorption ionization-time of flight mass spectrometry accelerates pathogen identification and may confer benefit in the outcome of peritoneal dialysis-related peritonitis. J Clin Microbiol. 2016;54(5):1381–3. https://doi.org/10.1128/JCM.03378-153.

71. Chegou NN, Hoek KG, Kriel M, Warren RM, Victor TC, Walzl G. Tuberculosis assays: past, present and future. Expert Rev Anti-Infect Ther. 2011;9(4):457–69. https://doi.org/10.1586/eri.11.23.

72. Bezerra DA, Silva MB, Caramori JS, et al. The diagnostic value of gram stain for initial identification of the etiologic agent of peritonitis in CAPD patients. Perit Dial Int. 1997;17(3):269–72.

73. Lye WC. Rapid diagnosis of mycobacterium tuberculous peritonitis in two continuous ambulatory peritoneal dialysis patients, using DNA amplification by polymerase chain reaction. Adv Perit Dial. 2002;18:154–7.

74. Li PK, Szeto CC, Piraino B, et al. Peritoneal dialysis-related infections recommendations: 2010 update [published correction appears in Perit Dial Int. 2011 Sep-Oct;31(5):512]. Perit Dial Int. 2010;30(4):393–423. https://doi.org/10.3747/pdi.2010.00049.

75. Vaz S. Laboratory diagnosis of peritonitis in peritoneal dialysis patients? Indian J Perit Dial. 1999;2:8–11.

76. Twardowski ZJ, Prowant BF. Classification of normal and diseased exit sites. Perit Dial Int. 1996;16(Suppl 3):S32–50.

77. Sangeetha B, Deepa N, Hemalatha M, Latha CM, Ram R, Kumar VS. Exit-site infection: a comparison of classification systems. Perit Dial Int. 2018;38(6):462–3. https://doi.org/10.3747/pdi.2018.00013.

78. Fung WW, Li PK. Recent advances in novel diagnostic testing for peritoneal dialysis-related peritonitis. Kidney Res Clin Pract. 2022;41(2):156–64. https://doi.org/10.23876/j.krcp.21.204.

79. Rathore V, Joshi H, Kimmatkar PD, et al. Leukocyte esterase reagent strip as a bedside tool to detect peritonitis in patients undergoing acute peritoneal dialysis. Saudi J Kidney Dis Transpl. 2017;28(6):1264–9. https://doi.org/10.4103/1319-2442.220875.

80. Goodlad C, George S, Sandoval S, et al. Measurement of innate immune response biomarkers in peritoneal dialysis effluent using a rapid diagnostic point-of-care device as a diagnostic indicator of peritonitis. Kidney Int. 2020;97(6):1253–9. https://doi.org/10.1016/j.kint.2020.01.044.

81. Atkinson SJ, Nolan M, Klingbeil L, et al. Intestine-derived matrix Metalloproteinase-8 is a critical mediator of Polymicrobial peritonitis. Crit Care Med. 2016;44(4):e200–6. https://doi.org/10.1097/CCM.0000000000001374.

82. Devarajan P. Neutrophil gelatinase-associated lipocalin (NGAL): a new marker of kidney disease. Scand J Clin Lab Invest Suppl. 2008;241:89–94. https://doi.org/10.1080/00365510802150158.

83. Leung JC, Lam MF, Tang SC, et al. Roles of neutrophil gelatinase-associated lipocalin in continuous ambulatory peritoneal dialysis-related peritonitis. J Clin Immunol. 2009;29(3):365–78. https://doi.org/10.1007/s10875-008-9271-7.

84. Lacquaniti A, Chirico V, Mondello S, et al. Neutrophil gelatinase-associated lipocalin in peritoneal dialysis reflects status of peritoneum. J Nephrol. 2013;26(6):1151–9. https://doi.org/10.5301/jn.5000271.

85. Devarajan P. Neutrophil gelatinase-associated lipocalin (NGAL): a new marker of kidney disease. Scand J Clin Lab Invest. 2008;68(sup241):89–94. https://doi.org/10.1080/00365510802150158.

86. Patel JB. 16S rRNA gene sequencing for bacterial pathogen identification in the clinical laboratory. Mol Diagn. 2001;6(4):313–21. https://doi.org/10.1054/modi.2001.29158.

87. Petti CA. Detection and identification of microorganisms by gene amplification and sequencing. Clin Infect Dis. 2007;44(8):1108–14. https://doi.org/10.1086/512818.

88. Johnson JS, Spakowicz DJ, Hong BY, Petersen LM, Demkowicz P, Chen L, Leopold SR, Hanson BM, Agresta HO, Gerstein M, Sodergren E, Weinstock GM. Evaluation of 16S rRNA gene sequencing for species and strain-level microbiome analysis. Nat Commun. 2019 Nov 6;10(1):5029. https://doi.org/10.1038/s41467-019-13036-1.

89. Sheela Devi C, Vivian Joseph Ratnam P, Ramya SR, et al. Detection of 16S rRNA gene for rapid identification of bacterial pathogens causing peritonitis in patients on continuous ambulatory peritoneal dialysis [published online ahead of print, 2022 Apr 20]. Indian J Med Microbiol. 2022;S0255-0857(22):00056–1. https://doi.org/10.1016/j.ijmmb.2022.03.011.

90. Lao HY, Ng TT, Wong RY, Wong CS, Lee LK, Wong DS, Chan CT, Jim SH, Leung JS, Lo HW, Wong IT, Yau MC, Lam JY, Wu AK, Siu GK. The clinical utility of two high-throughput 16S rRNA gene sequencing workflows for taxonomic assignment of unidentifiable bacterial pathogens in matrix-assisted laser desorption ionization-time of flight mass spectrometry. J Clin Microbiol. 2022 Jan 19;60(1):e0176921. https://doi.org/10.1128/JCM.01769-21.

91. Wolk DM, Kaleta EJ, Wysocki VH. PCR-electrospray ionization mass spectrometry: the potential to change infectious disease diagnostics in clinical and public health laboratories. J Mol Diagn. 2012;14(4):295–304. https://doi.org/10.1016/j.jmoldx.2012.02.005.

92. Johnson G, Wilks M, Warwick S, Millar MR, Fan SL. Comparative study of diagnosis of PD peritonitis by quantitative polymerase chain reaction for bacterial DNA vs culture methods. J Nephrol. 2006;19(1):45–9.

93. Edwards S, Glynn P, David MD, Kamesh L. Diagnosing tuberculous peritonitis early in patients on peritoneal dialysis: use of Xpert MTB/RIF assay. Perit Dial Int. 2016;36(4):461–3. https://doi.org/10.3747/pdi.2015.00233.

94. Zhou M, Yang Q, Kudinha T, et al. An improved in-house MALDI-TOF MS protocol for direct cost-effective identification of pathogens from blood cultures. Front Microbiol. 2017;8:1824. https://doi.org/10.3389/fmicb.2017.01824.

95. Szeto CC, Lai KB, Kwan BC, et al. Bacteria-derived DNA fragment in peritoneal dialysis effluent as a predictor of relapsing peritonitis. Clin J Am Soc Nephrol. 2013;8(11):1935–41. https://doi.org/10.2215/CJN.02360213.

96. Szeto CC, Lai KB, Chow KM, et al. Dialysate bacterial endotoxin as a prognostic indicator of peritoneal dialysis related peritonitis. Nephrology (Carlton). 2016;21(12):1069–72. https://doi.org/10.1111/nep.12828.

97. Chow KM, Szeto CC, Cheung KK, et al. Predictive value of dialysate cell counts in peritonitis complicating peritoneal dialysis. Clin J Am Soc Nephrol. 2006;1(4):768–73. https://doi.org/10.2215/CJN.01010306.

98. Takeuchi T, Ohno H, Satoh-Takayama N. Understanding the immune signature fingerprint of peritoneal dialysis-related peritonitis. Kidney Int. 2017;92(1):16–8. https://doi.org/10.1016/j.kint.2017.02.027.

99. Zhang J, Friberg IM, Kift-Morgan A, et al. Machine-learning algorithms define pathogen-specific local immune fingerprints in peritoneal dialysis patients with bacterial infections. Kidney Int. 2017;92(1):179–91. https://doi.org/10.1016/j.kint.2017.01.017.

100. Lin J, Ye H, Li J, et al. Prevalence and risk factors of exit-site infection in incident peritoneal dialysis patients. Perit Dial Int. 2020;40(2):164–70. https://doi.org/10.1177/0896860819886965.

101. Nessim SJ, Komenda P, Rigatto C, Verrelli M, Sood MM. Frequency and microbiology of peritonitis and exit-site infection among obese peritoneal dialysis patients. Perit Dial Int. 2013;33(2):167–74. https://doi.org/10.3747/pdi.2011.00244.

# 第五章
# 腹膜炎的抗菌治疗管理

Santosh Varughese, Phanidhar Mogga, and Priya Anantharaman

　　一名因 IgA 肾脏病导致终末期肾脏病的 40 岁男性患者，规律腹膜透析治疗 2 年。他因腹痛、发热和水样腹泻 2 天而就诊。今晨，他的腹膜透析液出现浑浊。初步诊断为腹膜透析相关腹膜炎。腹膜透析液的细胞计数为 13 000 个 /ml，革兰氏染色结果为阴性。他已开始接受经验性抗生素治疗。

## 5.1　诊断及鉴定感染性微生物

　　当患者腹膜透析（PD）液体出现浑浊时都要考虑诊断为腹膜炎，尽管其他情况也可能表现为腹膜炎的表现；例如，化学性腹膜炎、干腹取样、血性腹水、恶性细胞的存在，或由于腹膜透析液中存在纤维蛋白或甘油三酯，后者表现为乳白色，这可能由于钙通道阻滞剂、淋巴阻塞或急性胰腺炎所引起[1]。即使腹膜透析液清亮，存在腹部疼痛的情况下，也要考虑腹膜透析相关腹膜炎的可能。除了以上症状外，还需要询问患者近期是否有接触污染或断开连接的情况、是否有胃肠内镜或妇科手术史、有无伴发便秘或腹泻，以及既往腹膜感染情况。体格检查通常表现为全腹压痛，当局部有压痛或反跳痛时要警惕外科原因引起的腹膜炎。出口部位的红肿或分泌物，或隧道中液体的流出或压痛均表明相应区域可能发生了感染。

　　如果怀疑患者存在腹膜透析相关腹膜炎，应将腹膜透析液体放出并送检，化验项目包括白细胞总数和分类计数、涂片和革兰氏染色以及腹水培养。腹水培养应在 6 小时内送检。推荐的培养方法包括在血培养瓶中直接注入 5～10ml 腹膜透析液；或将 50ml 腹膜透析液在 3 000g 条件下离心 15 分钟，然后将 3～5ml 上清液放到 BACTEC 试剂盒中培养（快速血培养瓶），以提高细菌生长的可能性[2, 3]。

　　腹膜透析液的革兰氏染色通常为阴性的[4, 5]，但有助于早期发现真菌性腹膜炎并及时开始治疗[6]。此外，还需将腹膜透析液进行真菌和分枝杆菌培养。如果抗生素治疗 3～5 天后培养为阴性，则需重复培养。如果拔除导管，应将腹膜透析导管内段送检,以识别球菌和真菌感染[7]。对于使用免疫抑制剂[8]或存在败血症[9]的患者,还应进行外周血培养。PD 相关腹膜炎患者出现菌血症表明可能存在腹腔内病变[10, 11]。

PD 相关腹膜炎的诊断需要至少满足以下两项条件:①出现腹膜炎的临床表现,腹痛和(或)透析液浑浊;②透析液中白细胞计数升高(>100/ml 或 >0.1×10$^9$/L,腹膜透析液在腹腔中至少保留 2 小时),其中中性粒细胞占白细胞总数的 50% 以上;③透析液培养结果呈阳性。对于使用自动腹膜透析机的患者,如果中性粒细胞占比超过 50%,即使白细胞总数不足 100/ml[12],也强烈提示 PD 相关腹膜炎。

## 5.2 抗微生物治疗

留取腹膜透析液样本后,应立即开始经验性抗菌治疗,最好通过腹膜内注射的(IP)途径进行治疗。对于败血症的患者,可能更倾向于静脉(IV)使用抗生素治疗。抗菌治疗每延迟治疗 1 个小时,治疗失败的死亡风险将增加 5.5%[13],PD 相关腹膜炎 24 小时后延迟出现临床特征者,将导致腹膜透析导管拔除的可能性增加 3 倍[14]。腹膜炎的初步评估和诊疗思路如图 5.1 所示。大多数腹膜透析相关腹膜炎患者在门诊治疗即可,根据患者腹痛的严重程度和全身症状决定是否需要住院治疗。在门诊治疗的患者应在 48～72 小时内复诊,追问包括症

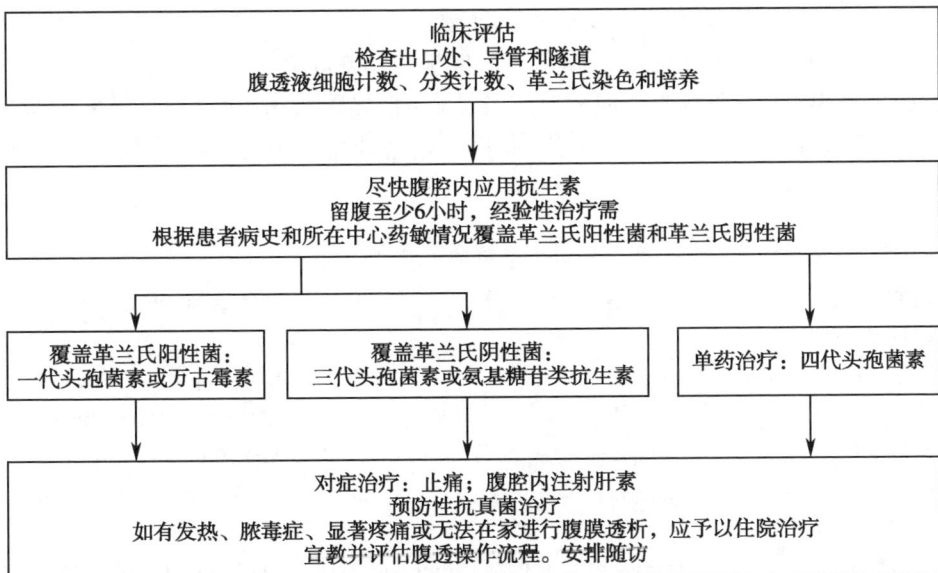

```
┌─────────────────────────────────────────────────┐
│                    临床评估                        │
│             检查出口处、导管和隧道                   │
│       腹透液细胞计数、分类计数、革兰氏染色和培养        │
└─────────────────────────────────────────────────┘
                        │
┌─────────────────────────────────────────────────┐
│                尽快腹腔内应用抗生素                  │
│           留腹至少6小时,经验性治疗需                 │
│   根据患者病史和所在中心药敏情况覆盖革兰氏阳性菌和革兰氏阴性菌  │
└─────────────────────────────────────────────────┘
        │               │                    │
┌──────────────┐ ┌──────────────────┐ ┌──────────────────┐
│ 覆盖革兰氏阳性菌: │ │ 覆盖革兰氏阴性菌:    │ │ 单药治疗:四代头孢菌素 │
│ 一代头孢菌素或万古霉素│ │ 三代头孢菌素或氨基糖苷类抗生素│ │                  │
└──────────────┘ └──────────────────┘ └──────────────────┘
        │               │                    │
┌─────────────────────────────────────────────────┐
│           对症治疗:止痛;腹腔内注射肝素              │
│                  预防性抗真菌治疗                   │
│  如有发热、脓毒症、显著疼痛或无法在家进行腹膜透析,应予以住院治疗 │
│           宣教并评估腹透操作流程。安排随访            │
└─────────────────────────────────────────────────┘
```

**图 5.1** 腹膜透析相关腹膜炎的初步评估与诊疗流程[15]

状是否缓解（或未缓解）、腹膜透析液颜色变化，并复查腹膜透析液常规和腹水培养，以确认抗生素治疗的有效性。

当满足以下标准时，认为治疗是有效的：腹膜透析相关腹膜炎没有复发或再发，无需移除导管，无需在30天内转为血液透析治疗，且不致死亡[15]。

经验性抗生素的初始选择应该基于各中心细菌学监测及药敏情况，抗菌谱须覆盖革兰氏阳性菌和革兰氏阴性菌。常见的选择包括使用一代头孢菌素或万古霉素来覆盖革兰氏阳性菌，以及使用第三代头孢菌素或氨基糖苷类抗生素来覆盖革兰氏阴性菌。单药治疗时，可使用头孢吡肟来同时对抗革兰氏阳性菌和阴性菌。及时启动抗菌治疗能够减少腹膜炎症，缓解疼痛，并保护腹膜。

为了降低万古霉素的耐药性，可以优先选择腹腔注射头孢唑林，如果是耐甲氧西林金黄色葡萄球菌则选择万古霉素[16]。短期使用氨基糖苷类抗生素对残余肾功能的影响不会太大[17]，但其耳毒性和前庭毒性仍需关注[18]。阿米卡星和万古霉素的累积用量越大、高龄以及腹膜炎反复发作者，导致听力损失的风险就越大[18]。由于氨基糖苷类抗生素在药物峰值浓度时具有最大的杀菌活性，因此通常每日给药一次。这些药物在低于细菌最小抑制浓度（MIC）的水平上仍能抑制细菌生长（抗生素后效应）[19]。当使用头孢吡肟单药治疗，且患者尿量超过100ml/d时，需将抗生素剂量增加25%，以避免用药不足[20]。

表5.1列出了间歇性和连续性腹膜透析抗菌药物的给药方式：腹腔内应用抗生素可以连续给药（每次更换腹膜透析液时给药）或间断给药（每天一次更换腹膜透析液时应用）。间断给药时，加有抗生素的腹膜透析液至少要存留腹内6h，以使抗生素被充分吸收进入全身循环中。表5.2则列出了全身性抗菌药物的剂量，包括静脉注射或口服用药。如果使用氟喹诺酮类抗生素治疗腹膜透析相关腹膜炎，患者应避免使用口服磷结合剂，如碳酸钙或醋酸钙、碳酸司维拉姆[21]、碳酸镧[22]以及含铝抗酸剂[23]，因为这些药物会干扰氟喹诺酮的吸收，降低其峰值浓度。

表5.1　腹膜透析腹膜炎的腹腔内抗生素给药推荐[15]

| 药物 | 间断给药（每日1次） | 持续给药（所有交换） |
|---|---|---|
| 氨基糖苷类 | | |
| 阿米卡星 | 2mg/kg | LD 25mg/L，MD 12mg/L |
| 庆大霉素 | 0.6mg/kg | LD 8mg/L，MD 4mg/L |
| 奈替米星 | 0.6mg/kg | MD 10mg/L |
| 妥布霉素 | 0.6mg/kg | LD 3mg/kg，MD 0.3mg/kg |
| 头孢菌素类 | | |
| 头孢唑林 | 15mg/kg（长时停留）20mg/kg（短时停留） | LD 500mg/L，MD 125mg/L |

续表

| 药物 | 间断给药（每日1次） | 持续给药（所有交换） |
|---|---|---|
| 头孢吡肟 | 1 000mg | LD 500mg/L，MD 125mg/L |
| 头孢哌酮 | ND | LD 500mg/L，MD 62.5～125mg/L |
| 头孢噻肟 | 500～1 000mg | ND |
| 头孢他啶 | 1 000～1 500mg（长时停留）20mg/kg（短时停留） | LD 500mg/L，MD 125mg/L |
| 头孢曲松 | 1 000mg | ND |
| 青霉素类 | | |
| 青霉素 G | ND | LD 50 000U/L，MD 25 000U/L |
| 阿莫西林 | ND | MD 150mg/L |
| 氨苄西林 | 4g | MD 125mg/L |
| 氨苄西林/舒巴坦 | ND | LD 1 000mg/500mg；MD 133.3mg/66.7mg |
| 哌拉西林他唑巴坦 | ND | LD 4mg/0.5mg，MD 1mg/0.125mg |
| 替卡西林克拉维酸钾 | ND | LD 3mg/0.2mg，MD 300mg/20mg/L |
| 喹诺酮类 | | |
| 氨曲南 | 2g | LD 500mg/L，MD 250mg/L |
| 环丙沙星 | ND | MD 50mg/L |
| 克林霉素 | ND | MD 600mg/袋 |
| 达托霉素 | 300mg | LD 100mg/L，MD 20mg/L |
| 磷霉素 | 4g | ND |
| 亚胺培南/西司他丁 | 500mg，隔袋1次 | LD 250mg/L，MD 50mg/L |
| 氧氟沙星 | ND | LD 250mg/L，MD 50mg/L |
| 多黏菌素 B | ND 15mg/kg，每5天1次 | MD 30mg/袋 |
| 奎奴普丁/达福普丁 | 25mg/L，隔袋1次 | ND |
| 美罗培南 | 500mg（长时停留 APD）1 000mg（短时停留 CAPD） | MD 125mg/L |
| 替考拉宁 | 每5～7天 15～30mg/kg 用于 CAPD | LD 500mg/L，MD 250mg/L |
| 万古霉素 | 每4天 15mg/kg 用于 APD | LD 100mg/L，MD 20mg/L |
| 抗真菌药 | | |
| 氟康唑 | 150～200mg IP，每24～48小时 | ND |
| 伏立康唑 | 2.5mg/kg IP，每天1次 | ND |

注：ND，没有数据；IP，腹腔内加药；LD，负荷剂量；MD，维持剂量。

表5.2　腹膜透析腹膜炎的全身给药推荐[15]

| 药物 | 剂量 |
| --- | --- |
| 抗菌药物 | |
| 阿莫西林 | 口服 500mg，每日 3 次 |
| 环丙沙星 | 口服 500 至 750mg，每日一次，口服 750mg，每日两次，用于 CCPD |
| 克拉霉素 | 口服 250mg，每日两次 |
| 粘菌素 | 静脉注射 300mg 作为起始剂量（用于危重患者），之后每日 60～200mg |
| 达巴万星 | 静脉注射 1 500mg，30 分钟内完成给药 |
| 达托霉素 | 静脉注射 4～6mg/kg，每 48 小时一次 |
| 厄他培南 | 静脉注射 500mg，每日一次 |
| 左氧氟沙星 | 口服 250mg，每日一次或 500mg，每 48 小时一次 |
| 利奈唑胺 | 静脉注射或口服 600mg，每日两次，持续 48 小时，之后 300mg |
| 莫西沙星 | 口服 400mg，每日一次 |
| 利福平 | 口服或静脉注射 450mg，每日一次，适用于体重低于 50kg 的患者体重大于或等于 50kg 的患者，每日 600mg |
| 替卡西林克拉维酸钾 | 静脉注射 3g/0.2g，每 12 小时一次 |
| 替加环素 | 静脉注射 100mg 作为起始剂量，之后每 12 小时 50mg |
| 甲氧苄啶 - 磺胺甲基异噁唑 | 口服 160mg/800mg，每日两次 |
| 抗真菌药 | |
| 两性霉素 B 脱氧胆酸盐 | 静脉注射每日 0.75～1.0mg/kg，持续 4～6 小时 |
| 两性霉素 B 脂质制剂 | 静脉注射每日 3～5mg/kg |
| 阿尼芬净 | 静脉注射首剂 200mg，之后每日 100mg |
| 卡泊芬净 | 静脉注射首剂 70mg，之后每日 50mg |
| 氟康唑 | 口服首剂 200mg，之后每日 100mg |
| 氟胞嘧啶 | 口服每日 1g |
| 艾莎康唑 | 口服或静脉注射首剂 200mg，每 8 小时一次，共 6 次（48 小时），之后每日 200mg |
| 米卡芬净 | 静脉注射每日 100mg |
| 泊沙康唑 | 口服首剂 300mg，每 12 小时一次，共两次，之后每日 300mg |
| 伏立康唑 | 口服每 12 小时 200mg |

　　抗生素在腹膜透析（PD）液中的稳定性为护士在 PD 单元预混抗生素提供了一个有吸引力的选择。这样可以降低患者或护士进行腹腔应用抗生素治疗的污染风险。抗生素与 PD 液的兼容性及其稳定性是影响治疗成功的重要因

素[24]。头孢唑林在含有葡萄糖的 PD 溶液中室温下的稳定性可达 8 天,冷藏则可达 14 天,在低葡聚糖中室温下稳定 7 天,冷藏则为 14 天[25],若添加肝素,其兼容性不变[26]。庆大霉素在两种溶液中均可在室温或冷藏条件下稳定保持 14 天。但肝素的添加会降低其稳定性[25, 27]。头孢他啶在含有葡萄糖的 PD 溶液中室温下稳定 4 天,冷藏则 7 天,在低葡聚糖中室温下稳定 2 天,冷藏则 14 天[25]。头孢吡肟在含有葡萄糖的 PD 溶液中冷藏可稳定 14 天[28]。万古霉素在含有葡萄糖的 PD 溶液中室温下稳定 28 天,较高的环境温度会降低其稳定性[27];在低葡聚糖中 25℃下稳定 14 天[25]。即使添加了肝素,哌拉西林 / 他唑巴坦在含有葡萄糖的 PD 溶液和低葡聚糖中冷藏时稳定性仍可达到 7 天[29]。表 5.3 总结了腹腔内抗生素的稳定性[15]。如果需要在 PD 液中混合使用抗生素时,则必须在使用前须确认抗生素的兼容性。最常用的抗生素组合,如头孢他啶与头孢唑林或万古霉素,或氨基糖苷类与头孢唑林或万古霉素,均未引起不相容[24, 25]。氨基糖苷类抗生素与青霉素不能同时加入腹膜透析液中[26]。

表5.3　抗生素治疗时间

| 药物 | 时间 /d |
| --- | --- |
| 凝固酶阴性葡萄球菌(表皮葡萄球菌,溶血性链球菌) | 14 |
| 甲型溶血性链球菌 | 14 |
| 棒状杆菌 | 14 |
| 巴斯德杆菌 | 14 |
| 金黄色葡萄球菌 | 21 |
| 肠球菌 | 21 |
| 假单胞菌 | 21 |
| 不动杆菌 | 21 |
| 寡单胞菌 | 21 |
| 革兰氏阴性杆菌 | 21 |

## 5.3　自动腹膜透析患者特殊注意事项

　　连续不卧床腹膜透析(CAPD)患者的抗生素剂量建议不可直接应用到自动化腹膜透析(APD)患者。APD 患者的腹膜抗生素清除率可能更高。在循环交换期间,抗生素的半衰期缩短,导致血清和透析液中药物浓度降低,可能会出现用药不足和治疗不充分的情况。特别是对于时间依赖性的抗生素,为了达到有效治疗,需要足够的停留时间以便药物吸收。所给剂量必须确保治疗期间的抗生素浓度至少超过最小抑菌浓度(MIC)50% 以上。万古霉素至少需要存留 4 小时[30]，不过 6 小时[31]可能更有助于达到足够的腹腔治疗浓度。

在很多单位，对于 APD 相关腹膜炎患者，推荐 APD 临时转为 CAPD，按照 CAPD 相关腹膜炎进行治疗。至少在需要持续应用抗生素时，这可能是必须采取的措施。

## 5.4  辅助治疗方法

推荐腹膜透析相关腹膜炎患者接受广谱抗生素治疗期间预防性使用抗真菌药物，以预防真菌性腹膜炎的发生。抗真菌药物的选择可用口服制霉菌素 500 000U（5ml/100 000U）每 6 小时一次，或口服氟康唑 100mg（或 200mg）每天一次。与含葡萄糖相比，艾考糊精的吸收率较低。因此，如果患者存在液体超负荷，使用艾考糊精可能更适合治疗液体超载。相反，如果使用高渗葡萄糖液体，则应缩短停留时间。高渗葡萄糖腹膜透析液的使用会加重糖尿病患者的血糖负担，需要监测血糖并给予对症处理。如果腹膜透析液浑浊，加入 500 单位 / 升的肝素，以防止导管腔内纤维性闭塞。腹腔感染时，腹膜透析液中的蛋白质损失增加，需要特别注意患者的营养状况，以避免营养不良。

## 5.5  后续治疗

大多数 PD 相关腹膜炎在使用抗生素后 48 小时内感染可得到控制。需教会患者观察腹膜透析液浑浊程度变化。启动抗生素治疗后可能出现 3 种治疗反应类型：敏感型（5 天内腹膜透析液白细胞计数降至正常）、延迟型（5 天内腹膜透析液白细胞总数下降，但仍>100 个 /μl）和无效型（使用抗生素治疗 5 天后 PD 相关腹膜炎未见改善，临时或永久转为血液透析治疗，或感染进展导致死亡）[32]。20% 以上的 PD 相关腹膜炎患者属于延迟型，治疗 5 天内腹膜液白细胞计数有所下降，不需要拔除 PD 导管[32]。

抗生素治疗 48 小时后复查，需重新检查患者的导管出口及隧道部位，以及时发现任何有关导管出口及隧道感染的迹象。如果抗感染治疗效果不佳，需再次复查腹膜透析液白细胞计数，以及腹膜透析液培养。抗生素治疗 72 小时后的腹膜透析液白细胞计数对预测患者预后具有重要价值，白细胞计数>1 000 个 /μl[33]或 > 1 090 个 /μl[34]与治疗失败的可能性高度相关。

根据腹膜透析液的病原微生物培养结果及药敏试验结果及时调整抗生素的应用。常用抗生素的治疗时间见表 5.3。如果患者临床病情恶化，尽早拔除 PD 导管可能有助于减低患者死亡率，改善患者预后[15]。合理应用抗生素治疗超过 5 天未治愈的 PD 相关腹膜炎，被认为是难治性腹膜炎。此时，建议通过手术拔除 PD 导管。对于培养阴性的 PD 相关腹膜炎患者,在经验性抗生素治疗 5 天后白细胞计数仍然升高,需在治疗的第 3 或第 5 天升级抗生素,并重新开始 5 天倒计时。如果治疗 5 天后腹膜透析液白细胞计数有所下降,但未降至正常,可以继续使用抗生素并密切观察,暂不需立即拔出导管[15]。

对难治性腹膜炎进行长期抗生素治疗而不及时拔除导管,会增加死亡、发生真菌性腹膜炎和腹膜永久性损伤的风险,并延长患者住院时间[35,36]。

## 5.6　特殊感染的治疗

每种细菌性 PD 相关腹膜炎的抗生素治疗时间列于表 5.3。

### 5.6.1　凝固酶阴性葡萄球菌

引起凝固酶阴性葡萄球菌性 PD 相关腹膜炎的最常见的病原微生物是表皮链球菌,其次是溶血性链球菌。由于人体的纤维蛋白原抗菌防御对金黄色葡萄球菌有效,但对凝固酶阴性的葡萄球菌无效,因此在葡萄球菌中,这些凝固酶阴性的葡萄球菌比金黄色葡萄球菌更容易引起感染,尽管后者具有更大的毒性[37]。腹腔注射头孢唑林两周一般可治愈。

在凝固酶阴性葡萄球菌性 PD 相关腹膜炎发生后,PD 护士应仔细回顾 PD 换液操作过程,以防止新的接触污染和腹膜炎的复发[15]。并且,建议对患者和护理人员再次进行 PD 的操作培训。凝固酶阴性葡萄球菌性 PD 相关腹膜炎通常是难治性腹膜炎,而且经抗生素治疗结束 1 个月后有 12%[39,40]的可能性复发[38]。其复发可能是由定植在 PD 导管上的具有 mecA 和 icaAD 基因的生物膜所导致[40]。腹膜炎复发后可能需要拔除导管。在腹膜透析液白细胞计数正常后,在同一台手术中拔除旧 PD 导管并重新置入新 PD 导管可能疗效会更好[38]。

### 5.6.2　金黄色葡萄球菌

金黄色葡萄球菌性 PD 相关腹膜炎通常由隧道出口感染所导致,伴或不伴接触污染。在甲氧西林敏感金黄色葡萄球菌感染中,头孢唑林和万古霉素同样有效[41,42],并且两者均需要使用 3 周。在耐甲氧西林金黄色葡萄球菌(methicillin-resistant S. aureus,MRSA)感染的 PD 相关腹膜炎中,需腹腔注射万古霉素进行治疗[15]。联合口服利福平 5~7 天可降低金黄色葡萄球菌性 PD 相关腹膜炎的复发和再发风险[41]。如果腹腔注射万古霉素效果不佳,可谨慎考虑腹腔注射达托霉素,联合或不联合口服利福平作为挽救性治疗[43]。如果同时存在隧道出口部位或导管隧道感染,可能需要拔除导管[15]。需要强调的是,替考拉宁并不是 PD 相关腹膜炎的首选抗生素,因为生物膜影响了其对 MRSA 的治疗活性[44]。

### 5.6.3　链球菌

链球菌感染引起的 PD 相关腹膜炎经 2 周抗生素治疗治愈率超过 85%，大多数患者不需中止 PD[45, 46]。绿色链球菌组（包括口腔菌、血菌和戈登尼菌）复发风险更高[47]。

### 5.6.4　棒状杆菌

棒状杆菌是皮肤自然菌群的一部分。应用 2 周抗生素足以治疗由棒状杆菌引起的 PD 性腹膜炎。杰氏棒状杆菌可能对产 β- 内酰胺酶的抗生素耐药，需要万古霉素治疗。棒状杆菌性 PD 相关腹膜炎并伴有导管出口部位或隧道感染的患者需要早期拔除导管。

### 5.6.5　肠球菌

肠球菌性 PD 相关腹膜炎可给予阿莫西林口服 3 周或万古霉素治疗。应尽量减少万古霉素的使用，以防止万古霉素耐药肠球菌（vancomycinresistant enterococci, VRE）的出现。对于 VRE 性 PD 相关腹膜炎的治疗需咨询传染病专家。利奈唑胺（口服或静脉注射）和达托霉素（腹腔注射）已被用于 VRE 性 PD 相关腹膜炎的治疗，也可以使用新药例如达巴万星，或替加环素和磷霉素的联合疗法。在腹膜透析液存在的情况下，腹腔注射氨苄西林和利奈唑胺对粪肠球菌失去抑菌作用。达巴万星在腹腔内使用可能会引起化学性腹膜炎[48]。

肠球菌性 PD 相关腹膜炎如同时合并其他多种病原微生物感染，将导致预后较差，住院时间延长，拔除导管的可能性较高，治疗反应差，死亡率较单纯肠球菌性 PD 相关腹膜炎升高 3[49]至 4 倍[50]。

### 5.6.6　假单胞菌

由假单胞菌种类引起的 PD 相关腹膜炎往往较严重，只有不到一半的患者能被完全治愈[51, 52]。需使用两种敏感抗生素进行为期 3 周的治疗。如抗生素治疗 5 天效果不佳需早期拔除导管，以降低死亡风险[51]，并增加恢复腹膜透析的可能性[36, 51]。虽然假单胞菌在体外对抗生素敏感，但由假单胞菌引起的 PD 相关腹膜炎抗生素治疗效果不佳，这是由导管生物膜产生的毒性所致[53]。

### 5.6.7　嗜麦芽窄食单胞菌

与假单胞菌性 PD 相关腹膜炎一样，窄食单胞菌性 PD 相关腹膜炎也需要两种药物治疗 3 周，如甲氧苄啶 - 磺胺甲噁唑联合氟喹诺酮类（如左氧氟沙星或莫西沙星）、头孢他啶、替加环素、米诺环素或替卡西林 / 克拉维酸使用[54]。

### 5.6.8　不动杆菌

不动杆菌诱导的 PD 相关腹膜炎的治疗药物需根据当地药敏模式进行选择。抗生素一般选用广谱头孢菌素（含 β- 内酰胺和 β- 内酰胺酶抑制剂，如舒巴坦）或碳青霉烯类抗生素，疗程 3 周。对于碳青霉烯耐药的不动杆菌性 PD 相关腹膜炎，需选用氨基糖苷类和含舒巴坦的抗生素进行联合治疗。

### 5.6.9　肠道革兰氏阴性菌

肠道革兰氏阴性菌（最常见的是大肠杆菌、克雷伯氏菌和肠杆菌）需要根据药敏试验使用敏感抗生素治疗 3 周。肠道革兰氏阴性菌感染的治疗失败率和抗生素耐药性高于其他细菌[55]。对于耐药病例，应使用头孢吡肟（第四代头孢菌素）或碳青霉烯类抗生素。

## 5.7　多微生物性 PD 相关腹膜炎

如透析液中培养出多种肠道微生物，提示患者存在腹腔外科疾病。这些患者需要由外科医生评估是否存在肠梗阻、腹腔积液、穿孔等情况。可能需要进行腹部 CT 扫描来确诊。患者可能表现为低血压、乳酸性酸中毒和脓毒症等不稳定状态。在腹膜透析液中可能出现淀粉酶水平升高[56]。治疗所选择的抗生素需覆盖革兰氏阴性菌、革兰氏阳性菌和厌氧菌。使用万古霉素、头孢他啶（或阿米卡星）和甲硝唑联合治疗是一个较好的治疗方案。也可以使用碳青霉烯类或哌拉西林 / 他唑巴坦的单药治疗。经外科医生评估后，如果需行剖腹手术，应拔出 PD 导管，并继续静脉应用抗生素。

另外，多微生物革兰氏阳性 PD 相关腹膜炎的预后较好，其感染导致的组织学变化与单一革兰氏阳性菌感染相似。其病因很可能是接触污染，需积极寻找污染源。治疗上通常只需要单独使用抗生素，而不需要行 PD 导管拔除[57]。多微生物性 PD 腹膜抗生素疗程为 3 周[15]。

## 5.8　培养阴性腹膜炎

在某些情况下，腹膜透析液重复培养多次均无菌。近期使用抗生素是导致腹膜炎培养阴性的危险因素[58,59]。当腹膜透析液培养第 3 天仍为阴性时，需重复进行腹膜透析液白细胞计数，如结果仍有异常，需完善腹膜透析液真菌培养和分枝杆菌培养[15]。如果使用抗生素后腹膜透析液白细胞计数快速降至正常，则该病原微生物很可能是凝固酶阴性的葡萄球菌，推荐的疗程为2周[15]。然而在某些病例中，培养阴性腹膜炎可能并不是由革兰氏阳性菌单独感染导致，给予3周抗革兰氏阳性菌和抗革兰氏阴性菌的抗生素联合治疗可能会更有收益。大约有10%的培养阴性的PD相关腹膜炎患者需行PD导管拔除术[58,60]。

## 5.9　真菌性PD相关腹膜炎

由真菌感染引起的PD相关腹膜炎是腹膜透析的严重事件。即使立即拔除PD导管，但患者死亡和治疗失败的风险仍然是很高的[61,62]。对腹膜透析液进行革兰氏染色通常可以为诊断真菌性PD相关腹膜炎提供线索，为快速启动治疗提供依据。

导致真菌性PD相关腹膜炎最常见的菌种是白念珠菌和寄生性假丝酵母菌，后者更为常见[63]。白念珠菌性PD相关腹膜炎可用氟康唑治疗，而其他念珠菌则需要静脉注射棘白菌素类抗真菌药（卡泊芬净、阿尼芬净或米卡芬净）或口服伏立康唑[64,65]。口服伏立康唑优于静脉应用伏立康唑，因为静脉应用伏立康唑时使用的载体环糊精更容易在终末期肾脏病（ESKD）患者体内蓄积。口服伏立康唑也能提供良好的腹膜药物浓度[66]。

由曲霉菌属引起的PD相关腹膜炎需要静脉注射两性霉素B或唑类抗生素（如伏立康唑或泊沙康唑）[67]。由毛霉菌或其他种类真菌引起的PD相关腹膜炎，需要给予适当的抗真菌治疗。

如果不拔除PD导管，真菌性PD相关腹膜炎的死亡率会由50%[68]升至90%[69]。因此，对于真菌性PD相关腹膜炎患者建议立即拔除导管[15]。及时拔除导管可降低患者死亡风险，并增加未来恢复PD的可能性[62,68]。

抗真菌治疗的最佳持续时间尚未明确，但普遍认为导管拔除后继续抗感染治疗2～4周效果最佳[69]。

## 5.10　结核性PD相关腹膜炎

由结核分枝杆菌引起的PD相关腹膜炎通常类似于细菌性腹膜炎。在近80%的病例中，感染初期腹膜透析液白细胞分类计数也可能表现为多形核细胞为主[70-72]。超过80%的患者存在发烧，90%的患者出现腹痛[70]。分枝杆菌培养需要很长时间才能显示阳性，这可能导致诊断延迟超过6周[73]。可采用对腹膜透析液进行腺苷脱氨酶检测以及XPERT基因聚合酶链反应的方法协助诊断[72,74]，但前者缺乏特异性，后者缺乏敏感性，使其成为用于排除结核感染的检测方法。

抗结核治疗按照常规治疗方案，可选用 4 种药物联合治疗 2 个月（通常为异烟肼、利福平、吡嗪酰胺和乙胺丁醇）或 2 种药物联合治疗 10 个月（异烟肼和利福平）。需监测患者在抗结核治疗过程中出现的副作用。常规联合使用维生素 B6 用于预防异烟肼引起的周围神经病变。结核性 PD 相关腹膜炎的用药剂量见表 5.4。

表 5.4　结核性 PD 相关腹膜炎用药剂量（改良后）[15]

| 药物 | 口服剂量 |
| --- | --- |
| 异烟肼 | 每日 5mg/kg（最大剂量为每日 300mg）[75] |
| 利福平 | 体重 < 50kg，每日 450mg；体重 > 50kg，每日 600mg |
| 吡嗪酰胺 | 30mg/kg，每周 3 次 |
| 左氧氟沙星 | 每 48 小时 250mg |
| 氧氟沙星 | 每日 200mg[70] |
| 乙胺丁醇 | 每 48 小时 15mg/kg[75] |
| 莫西沙星 | 每日 400mg[76, 77] |

在大多数情况下不需要拔除 PD 导管。然而，由于分枝杆菌培养周期长，在此期间患者可能被诊断为"培养阴性"PD 相关腹膜炎，因而被拔除了导管。拔除导管并不能为患者增加生存率[72]，唯一能影响患者预后的因素是开始治疗的时间——越早越好。

## 5.11　非结核分枝杆菌性 PD 相关腹膜炎

非结核分枝杆菌（non-tuberculous mycobacterial，NTM）性 PD 相关腹膜炎的诊断往往被延迟。对于培养阴性的 PD 相关腹膜炎或如果怀疑 NTM 腹膜炎的患者，建议采用 Ziehl-Neelsen 染色寻找酸性杆菌依据[15]。诊断的延迟可能从 6 天到 1 个月不等[78, 79]。导致 NTM PD 相关腹膜炎最常见的病原微生物是偶发分枝杆菌和龟分枝杆菌[78, 80, 81]。如果革兰氏染色提示白喉棒状杆菌，则建议进一步完善 Ziehl-Neelsen 染色来寻找 NTM 性 PD 相关腹膜炎依据[15]。培养阴性的伴持续腹膜炎相关症状并伴有导管出口部位感染，需怀疑存在 NTM 性 PD 相关腹膜炎。实验室应延长腹膜透析液分枝杆菌培养时间至 7 天[79]。最佳治疗时间尚不清楚，但建议至少 6 周[82]。咨询传染病专家可能有助于选择合适的抗分枝杆菌治疗方案。作为治疗的一部分，有必要拔除 PD 导管以利于清除感染源[15]。不到五分之一的 NTM 性 PD 相关腹膜炎患者能够重新启动腹膜透析[83]。

## 5.12　复发性、再发性和重复性 PD 相关腹膜炎

复发性 PD 相关腹膜炎是指在 PD 相关腹膜炎治疗结束后 4 周内再次发生由同一病原微生物导致的或培养阴性的腹膜炎。培养阴性的 PD 相关腹膜炎治疗结束后 4 周内发生了培养阳性的 PD 相关腹膜炎,也被认为是复发。再发性 PD 相关腹膜炎是指在前一次腹膜炎治疗结束后 4 周内发生的由不同的病原微生物导致的新腹膜炎。重复性 PD 相关腹膜炎是指在前一次腹膜炎治疗结束 4 周后,由相同的病原微生物再次导致的腹膜炎。

在这 3 种情况下,需慎重考虑是否拔除 PD 导管。复发性腹膜炎的治愈率较低,易出现腹膜超滤率下降,腹膜透析终止的风险升高[84]。再发性 PD 相关腹膜炎的预后较复发性 PD 相关腹膜炎差[84, 85]。据观察,较大规模的腹膜透析中心发生复发性和再发性腹膜炎的比率较低[60]。对这些患者进行长期的抗生素治疗会增加继发性真菌性 PD 相关腹膜炎的风险[86]。

## 5.13　结论

PD 相关腹膜炎可由多种病原微生物引起,包括细菌、真菌或分枝杆菌。实现有效治疗的关键在于早期诊断并快速启动相应治疗,同时根据具体情况决定是否及时拔除导管。

## 5.14　要点

- 采集完用于白细胞计数、革兰氏染色和培养的腹膜透析液样本后,须尽快启动经验性抗菌治疗。
- 需根据腹膜透析液培养的药敏结果对抗生素进行及时调整。
- 治疗时间的制定取决于培养出的病原微生物。
- 所有启动抗生素治疗的患者都需要行经验性抗真菌治疗。
- 给予适当抗生素治疗 5 天后,如 PD 相关腹膜炎症状仍持续,则认为是难治性腹膜炎,需拔除 PD 导管。
- 真菌性 PD 相关腹膜炎需立即拔除 PD 导管。
- 需高度警惕结核性和非结核分枝杆菌性 PD 相关腹膜炎的发生,如有怀疑则延长腹膜透析液分枝杆菌培养时间。

（罗从娟　周斌　译，栾弘　满晓朏　校）

# 参考文献

1. Teitelbaum I. Cloudy Peritoneal Dialysate: It's not Always Infection. In: Ronco C, Dell'Aquila R, Rodighiero MP, eds. Contributions to nephrology. KARGER; 2006:187–194. https://doi.org/10.1159/000093594.
2. Chow KM, Chow VCY, Szeto CC, Law MC, Leung CB, Li PKT. Continuous ambulatory peritoneal dialysis peritonitis: broth inoculation culture versus water lysis method. Nephron Clin Pract. 2007;105(3):c121–5. https://doi.org/10.1159/000098643.
3. Tanratananon D, Deekae S, Raksasuk S, Srithongkul T. Evaluation of different methods to improve culture-negative peritoneal dialysis-related peritonitis: a single-center study. Ann Med Surg. 2012;2021(63):102139. https://doi.org/10.1016/j.amsu.2021.01.087.
4. Lee CC, Sun CY, Chang KC, Wu MS. Positive dialysate gram stain predicts outcome of empirical antibiotic therapy for peritoneal dialysis-associated peritonitis. Ther Apher Dial. 2010;14(2):201–8. https://doi.org/10.1111/j.1744-9987.2009.00784.x.
5. Buchanan R, Fan S, NicFhogartaigh C. Performance of gram stains and 3 culture methods in the analysis of peritoneal dialysis fluid. Perit Dial Int J Int Soc Perit Dial. 2019;39(2):190–2. https://doi.org/10.3747/pdi.2018.00087.
6. de Fijter CWH. Gram stain of peritoneal dialysis fluid: the potential of direct policy-determining importance in early diagnosis of fungal peritonitis. Perit Dial Int J Int Soc Perit Dial. 2019;39(6):574–5. https://doi.org/10.3747/pdi.2019.00073.
7. Kanjanabuch T, Puapatanakul P, Saejew T, et al. The culture from peritoneal dialysis catheter enhances yield of microorganism identification in peritoneal dialysis-related peritonitis. Perit Dial Int J Int Soc Perit Dial. 2020;40(1):93–5. https://doi.org/10.1177/0896860819878387.
8. Galvao C, Swartz R, Rocher L, Reynolds J, Starmann B, Wilson D. Acinetobacter peritonitis during chronic peritoneal dialysis. Am J Kidney Dis Off J Natl Kidney Found. 1989;14(2):101–4. https://doi.org/10.1016/s0272-6386(89)80184-2.
9. Mugambi SM, Ullian ME. Bacteremia, sepsis, and peritonitis with Pasteurella multocida in a peritoneal dialysis patient. Perit Dial Int J Int Soc Perit Dial. 2010;30(3):381–3. https://doi.org/10.3747/pdi.2009.00186.
10. Morduchowicz G, van Dyk DJ, Wittenberg C, Winkler J, Boner G. Bacteremia complicating peritonitis in peritoneal dialysis patients. Am J Nephrol. 1993;13(4):278–80. https://doi.org/10.1159/000168634.
11. Penven M, Lalieu A, Boruchowicz A, et al. Bacteremia caused by Elizabethkingia miricola in a patient with acute pancreatitis and peritoneal dialysis. Médecine Mal Infect. 2020;50(4):379–81. https://doi.org/10.1016/j.medmal.2020.01.009.
12. Flanigan MJ, Freeman RM, Lim VS. Cellular response to peritonitis among peritoneal dialysis patients. Am J Kidney Dis Off J Natl Kidney Found. 1985;6(6):420–4. https://doi.org/10.1016/s0272-6386(85)80105-0.
13. Muthucumarana K, Howson P, Crawford D, Burrows S, Swaminathan R, Irish A. The relationship between presentation and the time of initial Administration of Antibiotics with Outcomes of peritonitis in peritoneal dialysis patients: the PROMPT study. Kidney Int Rep. 2016;1(2):65–72. https://doi.org/10.1016/j.ekir.2016.05.003.
14. Oki R, Tsuji S, Hamasaki Y, et al. Time until treatment initiation is associated with catheter survival in peritoneal dialysis-related peritonitis. Sci Rep. 2021;11(1):6547. https://doi.org/10.1038/s41598-021-86071-y.
15. Li PKT, Chow KM, Cho Y, et al. ISPD peritonitis guideline recommendations: 2022 update on prevention and treatment. Perit Dial Int J Int Soc Perit Dial. 2022;42(2):110–53. https://doi.org/10.1177/08968608221080586.
16. Zelenitsky SA, Howarth J, Lagacé-Wiens P, et al. Microbiological trends and antimicrobial resistance in peritoneal dialysis-related peritonitis, 2005 to 2014. Perit Dial Int J Int Soc Perit Dial. 2017;37(2):170–6. https://doi.org/10.3747/pdi.2016.00136.

17. Lui SL, Cheng SW, Ng F, et al. Cefazolin plus netilmicin versus cefazolin plus ceftazidime for treating CAPD peritonitis: effect on residual renal function. Kidney Int. 2005;68(5):2375–80. https://doi.org/10.1111/j.1523-1755.2005.00700.x.

18. Tokgoz B, Somdas MA, Ucar C, et al. Correlation between hearing loss and peritonitis frequency and administration of ototoxic intraperitoneal antibiotics in patients with CAPD. Ren Fail. 2010;32(2):179–84. https://doi.org/10.3109/08860220903491224.

19. Lortholary O, Tod M, Cohen Y, Petitjean O. Aminoglycosides. Med Clin North Am. 1995;79(4):761–87. https://doi.org/10.1016/s0025-7125(16)30038-4.

20. Kitrungphaiboon T, Puapatanakul P, Chuengsaman P, et al. Intraperitoneal Cefepime monotherapy versus combination therapy of cefazolin plus ceftazidime for empirical treatment of CAPD-associated peritonitis: a multicenter, open-label, noninferiority, randomized, controlled trial. Am J Kidney Dis Off J Natl Kidney Found. 2019;74(5):601–9. https://doi.org/10.1053/j.ajkd.2019.05.011.

21. Kays MB, Overholser BR, Mueller BA, Moe SM, Sowinski KM. Effects of sevelamer hydrochloride and calcium acetate on the oral bioavailability of ciprofloxacin. Am J Kidney Dis Off J Natl Kidney Found. 2003;42(6):1253–9. https://doi.org/10.1053/j.ajkd.2003.08.027.

22. How PP, Fischer JH, Arruda JA, Lau AH. Effects of lanthanum carbonate on the absorption and oral bioavailability of ciprofloxacin. Clin J Am Soc Nephrol CJASN. 2007;2(6):1235–40. https://doi.org/10.2215/CJN.01580407.

23. Golper TA, Hartstein AI, Morthland VH, Christensen JM. Effects of antacids and dialysate dwell times on multiple-dose pharmacokinetics of oral ciprofloxacin in patients on continuous ambulatory peritoneal dialysis. Antimicrob Agents Chemother. 1987;31(11):1787–90. https://doi.org/10.1128/AAC.31.11.1787.

24. So SWY, Chen L, Woo AYH, et al. Stability and compatibility of antibiotics in peritoneal dialysis solutions. Clin Kidney J. 2022;15(6):1071–8. https://doi.org/10.1093/ckj/sfac012.

25. Ranganathan D, Naicker S, Wallis SC, Lipman J, Ratanjee SK, Roberts JA. Stability of antibiotics for intraperitoneal Administration in Extraneal 7.5% Icodextrin peritoneal dialysis bags (STAB study). Perit Dial Int J Int Soc Perit Dial. 2016;36(4):421–6. https://doi.org/10.3747/pdi.2015.00062.

26. de Vin F, Rutherford P, Faict D. Intraperitoneal administration of drugs in peritoneal dialysis patients: a review of compatibility and guidance for clinical use. Perit Dial Int J Int Soc Perit Dial. 2009;29(1):5–15.

27. Dooley DP, Tyler JR, Wortham WG, et al. Prolonged stability of antimicrobial activity in peritoneal dialysis solutions. Perit Dial Int J Int Soc Perit Dial. 2003;23(1):58–62.

28. Williamson JC, Volles DF, Lynch PL, Rogers PD, Haverstick DM. Stability of cefepime in peritoneal dialysis solution. Ann Pharmacother. 1999;33(9):906–9. https://doi.org/10.1345/aph.18336.

29. Mendes K, Harmanjeet H, Sedeeq M, et al. Stability of Meropenem and piperacillin/Tazobactam with heparin in various peritoneal dialysis solutions. Perit Dial Int J Int Soc Perit Dial. 2018;38(6):430–40. https://doi.org/10.3747/pdi.2017.00274.

30. Fish R, Nipah R, Jones C, Finney H, Fan SLS. Intraperitoneal vancomycin concentrations during peritoneal dialysis-associated peritonitis: correlation with serum levels. Perit Dial Int J Int Soc Perit Dial. 2012;32(3):332–8. https://doi.org/10.3747/pdi.2010.00294.

31. Falbo Dos Reis P, Barretti P, Marinho L, Balbi AL, Awdishu L, Ponce D. Pharmacokinetics of intraperitoneal vancomycin and amikacin in automated peritoneal dialysis patients with peritonitis. Front Pharmacol. 2021;12:658014. https://doi.org/10.3389/fphar.2021.658014.

32. Tantiyavarong P, Traitanon O, Chuengsaman P, Patumanond J, Tasanarong A. Dialysate white blood cell change after initial antibiotic treatment represented the patterns of response in peritoneal dialysis-related peritonitis. Int J Nephrol. 2016;2016:6217135. https://doi.org/10.1155/2016/6217135.

33. Nochaiwong S, Ruengorn C, Koyratkoson K, et al. A clinical risk prediction tool for peritonitis-associated treatment failure in peritoneal dialysis patients. Sci Rep. 2018;8(1):14797. https://doi.org/10.1038/s41598-018-33196-2.

34. Chow KM, Szeto CC, Cheung KKT, et al. Predictive value of dialysate cell counts in peritonitis complicating peritoneal dialysis. Clin J Am Soc Nephrol CJASN. 2006;1(4):768–73. https://doi.org/10.2215/CJN.01010306.
35. Choi P, Nemati E, Banerjee A, Preston E, Levy J, Brown E. Peritoneal dialysis catheter removal for acute peritonitis: a retrospective analysis of factors associated with catheter removal and prolonged postoperative hospitalization. Am J Kidney Dis Off J Natl Kidney Found. 2004;43(1):103–11. https://doi.org/10.1053/j.ajkd.2003.08.046.
36. Lu W, Kwan BCH, Chow KM, et al. Peritoneal dialysis-related peritonitis caused by pseudomonas species: insight from a post-millennial case series. PLoS One. 2018;13(5):e0196499. https://doi.org/10.1371/journal.pone.0196499.
37. Prasad JM, Negrón O, Du X, et al. Host fibrinogen drives antimicrobial function in Staphylococcus aureus peritonitis through bacterial-mediated prothrombin activation. Proc Natl Acad Sci U S A. 2021;118(1):e2009837118. https://doi.org/10.1073/pnas.2009837118.
38. Mitra A, Teitelbaum I. Is it safe to simultaneously remove and replace infected peritoneal dialysis catheters? Review of the literature and suggested guidelines. Adv Perit Dial Conf Perit Dial. 2003;19:255–9.
39. Szeto CC, Kwan BCH, Chow KM, et al. Coagulase negative staphylococcal peritonitis in peritoneal dialysis patients: review of 232 consecutive cases. Clin J Am Soc Nephrol CJASN. 2008;3(1):91–7. https://doi.org/10.2215/CJN.03070707.
40. Camargo CH, Cunha M de LR de S da, Caramori JCT, Mondelli AL, Montelli AC, Barretti P. Peritoneal dialysis-related peritonitis due to coagulase-negative staphylococcus: a review of 115 cases in a Brazilian center. Clin J Am Soc Nephrol CJASN. 2014;9(6):1074–81. https://doi.org/10.2215/CJN.09280913.
41. Szeto CC, Chow KM, Kwan BCH, et al. Staphylococcus aureus peritonitis complicates peritoneal dialysis: review of 245 consecutive cases. Clin J Am Soc Nephrol CJASN. 2007;2(2):245–51. https://doi.org/10.2215/CJN.03180906.
42. Govindarajulu S, Hawley CM, McDonald SP, et al. Staphylococcus aureus peritonitis in Australian peritoneal dialysis patients: predictors, treatment, and outcomes in 503 cases. Perit Dial Int J Int Soc Perit Dial. 2010;30(3):311–9. https://doi.org/10.3747/pdi.2008.00258.
43. Lin SY, Ho MW, Liu JH, et al. Successful salvage of peritoneal catheter in unresolved methicillin-resistant staphylococcus aureus peritonitis by combination treatment with daptomycin and rifampin. Blood Purif. 2011;32(4):249–52. https://doi.org/10.1159/000328028.
44. Tobudic S, Kern S, Kussmann M, Forstner C, Burgmann H. Effect of peritoneal dialysis fluids on activity of Teicoplanin against methicillin-resistant Staphylococcus aureus biofilm. Perit Dial Int J Int Soc Perit Dial. 2019;39(3):293–4. https://doi.org/10.3747/pdi.2018.00168.
45. O'Shea S, Hawley CM, McDonald SP, et al. Streptococcal peritonitis in Australian peritoneal dialysis patients: predictors, treatment and outcomes in 287 cases. BMC Nephrol. 2009;10:19. https://doi.org/10.1186/1471-2369-10-19.
46. Santos JE, Rodríguez Magariños C, García Gago L, et al. Long-term trends in the incidence of peritoneal dialysis-related peritonitis disclose an increasing relevance of streptococcal infections: a longitudinal study. PLoS One. 2020;15(12):e0244283. https://doi.org/10.1371/journal.pone.0244283.
47. Chao CT, Lee SY, Yang WS, et al. Viridans streptococci in peritoneal dialysis peritonitis: clinical courses and long-term outcomes. Perit Dial Int J Int Soc Perit Dial. 2015;35(3):333–41. https://doi.org/10.3747/pdi.2013.00108.
48. Van Matre ET, Teitelbaum I, Kiser TH. Intravenous and intraperitoneal pharmacokinetics of Dalbavancin in peritoneal dialysis patients. Antimicrob Agents Chemother. 2020;64(5):e02089–19. https://doi.org/10.1128/AAC.02089-19.
49. Edey M, Hawley CM, McDonald SP, et al. Enterococcal peritonitis in Australian peritoneal dialysis patients: predictors, treatment and outcomes in 116 cases. Nephrol Dial Transplant Off Publ Eur Dial Transpl Assoc–Eur Ren Assoc. 2010;25(4):1272–8. https://doi.org/10.1093/ndt/gfp641.
50. Szeto CC, Ng JKC, Chow KM, et al. Treatment of Enterococcal peritonitis in peritoneal dialysis patients by Oral amoxicillin or intra-peritoneal Vancomcyin: a retrospective study. Kidney Blood Press Res. 2017;42(5):837–43. https://doi.org/10.1159/000484426.

51. Siva B, Hawley CM, McDonald SP, et al. Pseudomonas peritonitis in Australia: predictors, treatment, and outcomes in 191 cases. Clin J Am Soc Nephrol CJASN. 2009;4(5):957–64. https://doi.org/10.2215/CJN.00010109.

52. Szeto CC, Chow KM, Leung CB, et al. Clinical course of peritonitis due to pseudomonas species complicating peritoneal dialysis: a review of 104 cases. Kidney Int. 2001;59(6):2309–15. https://doi.org/10.1046/j.1523-1755.2001.00748.x.

53. Dos Santos ACML, Hernandes RT, Montelli AC, et al. Clinical and microbiological factors predicting outcomes of nonfermenting gram-negative bacilli peritonitis in peritoneal dialysis. Sci Rep. 2021;11(1):12248. https://doi.org/10.1038/s41598-021-91410-0.

54. Abbott IJ, Peleg AY. Stenotrophomonas, Achromobacter, and nonmelioid Burkholderia species: antimicrobial resistance and therapeutic strategies. Semin Respir Crit Care Med. 2015;36(1):99–110. https://doi.org/10.1055/s-0034-1396929.

55. Wu H, Yi C, Zhang D, et al. Changes of antibiotic resistance over time among *Escherichia coli* peritonitis in southern China. Perit Dial Int J Int Soc Perit Dial. 2022;42(2):218–22. https://doi.org/10.1177/08968608211045272.

56. Harwell CM, Newman LN, Cacho CP, Mulligan DC, Schulak JA, Friedlander MA. Abdominal catastrophe: visceral injury as a cause of peritonitis in patients treated by peritoneal dialysis. Perit Dial Int J Int Soc Perit Dial. 1997;17(6):586–94.

57. Szeto CC, Chow KM, Wong TYH, Leung CB, Li PKT. Conservative management of polymicrobial peritonitis complicating peritoneal dialysis–a series of 140 consecutive cases. Am J Med. 2002;113(9):728–33. https://doi.org/10.1016/s0002-9343(02)01364-5.

58. Szeto CC, Wong TYH, Chow KM, Leung CB, Li PKT. The clinical course of culture-negative peritonitis complicating peritoneal dialysis. Am J Kidney Dis Off J Natl Kidney Found. 2003;42(3):567–74. https://doi.org/10.1016/s0272-6386(03)00790-x.

59. Fahim M, Hawley CM, McDonald SP, et al. Culture-negative peritonitis in peritoneal dialysis patients in Australia: predictors, treatment, and outcomes in 435 cases. Am J Kidney Dis Off J Natl Kidney Found. 2010;55(4):690–7. https://doi.org/10.1053/j.ajkd.2009.11.015.

60. Htay H, Cho Y, Pascoe EM, et al. Multicentre registry data analysis comparing outcomes of culture-negative peritonitis and different subtypes of culture-positive peritonitis in peritoneal dialysis patients. Perit Dial Int J Int Soc Perit Dial. 2020;40(1):47–56. https://doi.org/10.1177/0896860819879891.

61. Nadeau-Fredette AC, Bargman JM. Characteristics and outcomes of fungal peritonitis in a modern north American cohort. Perit Dial Int J Int Soc Perit Dial. 2015;35(1):78–84. https://doi.org/10.3747/pdi.2013.00179.

62. Chang TI, Kim HW, Park JT, et al. Early catheter removal improves patient survival in peritoneal dialysis patients with fungal peritonitis: results of ninety-four episodes of fungal peritonitis at a single center. Perit Dial Int J Int Soc Perit Dial. 2011;31(1):60–6. https://doi.org/10.3747/pdi.2009.00057.

63. Auricchio S, Giovenzana ME, Pozzi M, et al. Fungal peritonitis in peritoneal dialysis: a 34-year single Centre evaluation. Clin Kidney J. 2018;11(6):874–80. https://doi.org/10.1093/ckj/sfy045.

64. Matuszkiewicz-Rowinska J. Update on fungal peritonitis and its treatment. Perit Dial Int J Int Soc Perit Dial. 2009;29(Suppl 2):S161–5.

65. Giacobino J, Montelli AC, Barretti P, et al. Fungal peritonitis in patients undergoing peritoneal dialysis (PD) in Brazil: molecular identification, biofilm production and antifungal susceptibility of the agents. Med Mycol. 2016;54(7):725–32. https://doi.org/10.1093/mmy/myw030.

66. Peng LW, Lien YHH. Pharmacokinetics of single, oral-dose voriconazole in peritoneal dialysis patients. Am J Kidney Dis Off J Natl Kidney Found. 2005;45(1):162–6. https://doi.org/10.1053/j.ajkd.2004.09.017.

67. Dotis J, Kondou A, Koukloumperi E, et al. Aspergillus peritonitis in peritoneal dialysis patients: a systematic review. J Mycol Medicale. 2020;30(4):101037. https://doi.org/10.1016/j.mycmed.2020.101037.

68. Goldie SJ, Kiernan-Tridle L, Torres C, et al. Fungal peritonitis in a large chronic peritoneal dialysis population: a report of 55 episodes. Am J Kidney Dis Off J Natl Kidney Found. 1996;28(1):86–91. https://doi.org/10.1016/s0272-6386(96)90135-3.

69. Wang AY, Yu AW, Li PK, et al. Factors predicting outcome of fungal peritonitis in peritoneal dialysis: analysis of a 9-year experience of fungal peritonitis in a single center. Am J Kidney Dis Off J Natl Kidney Found. 2000;36(6):1183–92. https://doi.org/10.1053/ajkd.2000.19833.

70. Akpolat T. Tuberculous peritonitis. Perit Dial Int J Int Soc Perit Dial. 2009;29(Suppl 2):S166–9.

71. Talwani R, Horvath JA. Tuberculous peritonitis in patients undergoing continuous ambulatory peritoneal dialysis: case report and review. Clin Infect Dis Off Publ Infect Dis Soc Am. 2000;31(1):70–5. https://doi.org/10.1086/313919.

72. Thomson BKA, Vaughan S, Momciu B. Mycobacterium tuberculosis peritonitis in peritoneal dialysis patients: a scoping review. Nephrol Carlton Vic. 2022;27(2):133–44. https://doi.org/10.1111/nep.13997.

73. Al Sahlawi M, Bargman JM, Perl J. Peritoneal dialysis-associated peritonitis: suggestions for management and mistakes to avoid. Kidney Med. 2020;2(4):467–75. https://doi.org/10.1016/j.xkme.2020.04.010.

74. Lye WC. Rapid diagnosis of mycobacterium tuberculous peritonitis in two continuous ambulatory peritoneal dialysis patients, using DNA amplification by polymerase chain reaction. Adv Perit Dial Conf Perit Dial. 2002;18:154–7.

75. Unsal A, Ahbap E, Basturk T, et al. Tuberculosis in dialysis patients: a nine-year retrospective analysis. J Infect Dev Ctries. 2013;7(3):208–13. https://doi.org/10.3855/jidc.2664.

76. Xu R, Yang Z, Qu Z, et al. Intraperitoneal vancomycin plus either Oral moxifloxacin or intraperitoneal ceftazidime for the treatment of peritoneal dialysis-related peritonitis: a randomized controlled pilot study. Am J Kidney Dis Off J Natl Kidney Found. 2017;70(1):30–7. https://doi.org/10.1053/j.ajkd.2016.11.008.

77. Skalioti C, Tsaganos T, Stamatiadis D, Giamarellos-Bourboulis EJ, Boletis J, Kanellakopoulou K. Pharmacokinetics of moxifloxacin in patients undergoing continuous ambulatory peritoneal dialysis. Perit Dial Int J Int Soc Perit Dial. 2009;29(5):575–9.

78. Fung WWS, Chow KM, Li PKT, Szeto CC. Clinical course of peritoneal dialysis-related peritonitis due to non-tuberculosis mycobacterium–a single Centre experience spanning 20 years. Perit Dial Int J Int Soc Perit Dial. 2022;42(2):204–11. https://doi.org/10.1177/08968608211042434.

79. Bnaya A, Wiener-Well Y, Soetendorp H, et al. Nontuberculous mycobacteria infections of peritoneal dialysis patients: a multicenter study. Perit Dial Int J Int Soc Perit Dial. 2021;41(3):284–91. https://doi.org/10.1177/0896860820923461.

80. Washida N, Itoh H. The role of non-tuberculous mycobacteria in peritoneal dialysis-related infections: a literature review. Contrib Nephrol. 2018;196:155–61. https://doi.org/10.1159/000485716.

81. Jiang SH, Roberts DM, Clayton PA, Jardine M. Non-tuberculous mycobacterial PD peritonitis in Australia. Int Urol Nephrol. 2013;45(5):1423–8. https://doi.org/10.1007/s11255-012-0328-4.

82. Renaud CJ, Subramanian S, Tambyah PA, Lee EJC. The clinical course of rapidly growing nontuberculous mycobacterial peritoneal dialysis infections in Asians: a case series and literature review. Nephrol Carlton Vic. 2011;16(2):174–9. https://doi.org/10.1111/j.1440-1797.2010.01370.x.

83. Song Y, Wu J, Yan H, Chen J. Peritoneal dialysis-associated nontuberculous mycobacterium peritonitis: a systematic review of reported cases. Nephrol Dial Transplant Off Publ Eur Dial Transpl Assoc–Eur Ren Assoc. 2012;27(4):1639–44. https://doi.org/10.1093/ndt/gfr504.

84. Szeto CC, Kwan BCH, Chow KM, et al. Recurrent and relapsing peritonitis: causative organisms and response to treatment. Am J Kidney Dis Off J Natl Kidney Found. 2009;54(4):702–10. https://doi.org/10.1053/j.ajkd.2009.04.032.

85. Burke M, Hawley CM, Badve SV, et al. Relapsing and recurrent peritoneal dialysis-associated peritonitis: a multicenter registry study. Am J Kidney Dis Off J Natl Kidney Found. 2011;58(3):429–36. https://doi.org/10.1053/j.ajkd.2011.03.022.

86. Szeto CC, Ng JKC, Wing-Shing Fung W, et al. Extended antibiotic therapy for the prevention of relapsing and recurrent peritonitis in peritoneal dialysis patients: a randomized controlled trial. Clin Kidney J. 2021;14(3):991–7. https://doi.org/10.1093/ckj/sfaa256.

# 第六章
# 腹膜透析相关腹膜炎导致的超滤衰竭

Tarun Jeloka, Edwin Fernando, and Sudakshina Ghosh

患者，男，43岁，因终末期肾脏病（ESKD）于2011年7月开始接受腹膜透析（PD）治疗。既往因交通事故曾行左膝上侧截肢。PD方案为24小时3次液体置换，每次使用2升含2.5%葡萄糖的透析液。药物治疗包括纠正贫血、补钙和使用促红细胞生成素。1个月后进行的腹膜平衡测试（PET）呈现低平均转运（图6.1a），KT/V为1.72。

2013年4月15日，患者出现腹膜透析置换液混浊，伴腹痛和发热，诊断为PD相关腹膜炎，细菌培养结果为表皮葡萄球菌。给予万古霉素腹腔注射抗炎治疗，腹膜透析置换液清亮，临床症状消失，但患者尿量从500ml下降到200ml/d，超滤从600～700ml下降到300～400ml/d，伴有双下肢水肿。使用大剂量的利尿剂治疗2周后患者病情好转，恢复常规治疗，尿量和超滤均有所改善。

2017年4月27日，患者再次出现PD相关腹膜炎，此次腹膜透析液细菌培养结果为伯克霍尔德菌，给予静脉注射美罗培南治疗。患者超滤量下降，需使用4.25%的腹透液来维持超滤量；尿量下降至100ml/d，需使用4.25%的透析液夜间腹腔保留才能达到约600ml/d的超滤量。重复PET测试显示为高平均转运（图6.1b）。

患者于2018年出现两次肺水肿，经静脉注射利尿剂和短暂间歇性腹膜透析治疗后改善。患者于2019年7月19日第3次发作PD相关腹膜炎，细菌培养结果呈阴性，并接受头孢吡肟治疗。此次发作后，患者出现无尿，24小时内超滤仅100～200ml，同时伴有高血压，需要使用钙通道阻滞剂来控制血压。最终建议患者改用血液透析治疗。

本索引病例强调了PD相关腹膜炎发作期间超滤衰竭（UFF）的发生，最初是短暂的，后来是永久性的。

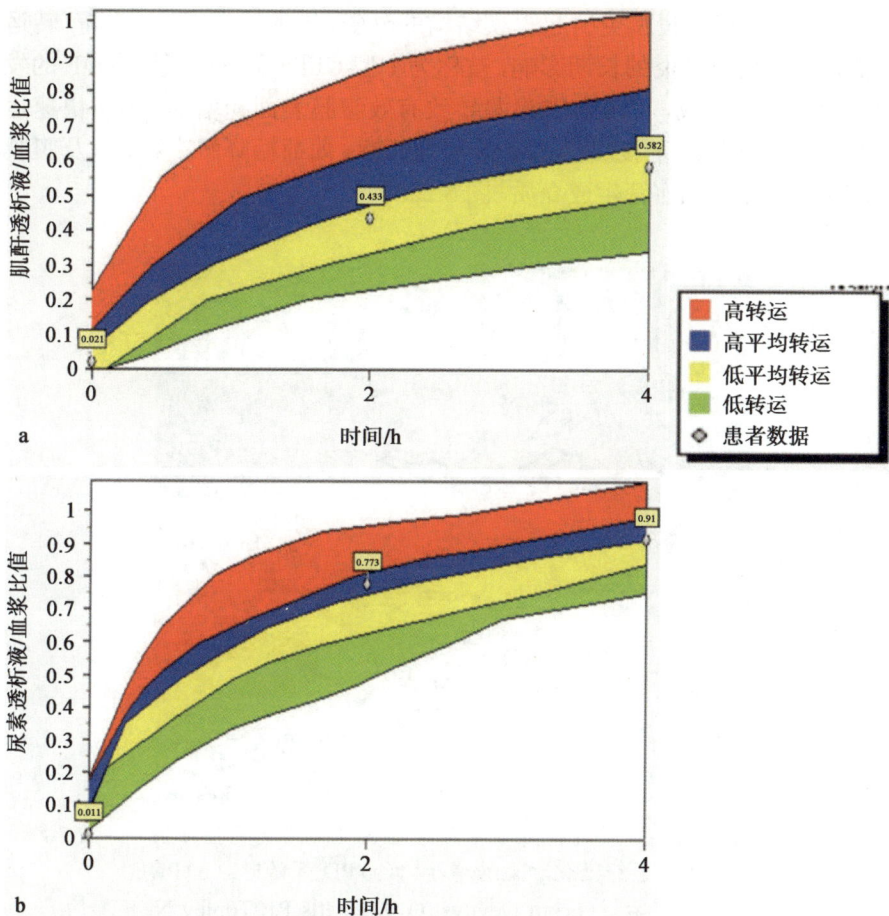

图 6.1　透析开始后 1 个月和 PD 相关腹膜炎发作后（透析开始后 6 年）患者的 PET 特征。(a)PET 在透析初期表现为低平均特征；(b)几次 PD 相关腹膜炎发作后 PET 显示向高平均特征过渡

## 6.1　病因和发病机制

　　水的跨毛细血管滤过是通过超小孔（水通道蛋白 1）和小孔进行的。超小孔隙约占水去除率的 40%。腹膜炎和随之而来的炎症导致腹膜血管通透性增加。在腹膜炎发作期间，PD 液中的渗透剂葡萄糖，由于通过这些渗漏的毛细血管的吸收增强而消散得更快，导致超滤量减少。此外，全身性炎症和用于治疗 PD 相关腹膜炎的某些肾毒性药物可能会降低肾小球滤过率（GFR），导致液体过载的临床证据[1]。

　　复发性 PD 相关腹膜炎引起腹膜结构的改变,导致转运特性向"高"转运状态改变。这也是腹膜炎的长期影响,被称为 1 型 UFF。这种类型的 UFF 的发病机制包括新血管生成,毛细血管渗漏导致有效腹膜表面积增加、溶质快速运输和超滤减少。这是由于腹膜长期暴露于葡萄糖、葡萄糖降解产物,以及腹膜炎复发时释放的促炎和血管生成介质(图 6.2a, b)[2]。

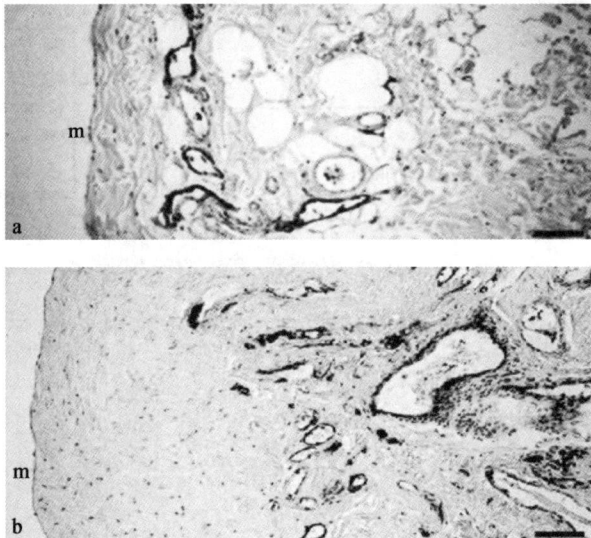

图 6.2　腹膜透析后 5 年腹膜的改变 - 间皮完整性丧失,间皮下纤维化和血管增生。(a)PD 开始时;(b)PD 治疗 5 年后。(From Devuyst O, Margetts PJ, Topley N. The pathophysiology of the peritoneal membrane. JASN. 2010; 21: 1077-85.)

## 6.2　临床特征

　　除了活动性腹膜炎的特征外,这些患者可能伴有尿量和超滤量的减少。患者可主诉四肢肿胀、气短加重和体重增加。胸部检查表现为水肿、颈静脉压升高、血压升高,以及肺底部湿啰音。

　　根据上述发病机制的不同,UFF 可能是短暂性的,也可能是永久性的。短暂性 UFF 发生在腹膜炎发作期间和之后,经腹膜炎和炎症治疗后 UF 可恢复正常。然而,随着腹膜炎的反复发作,UFF 变得不可逆转,导致液体过载,并可能转向血液透析。

## 6.3　诊断

对于有高血容量临床证据或每日图表显示连续几天超滤量下降的患者,可以诊断为 UFF。改良的 PET 试验可以记录到低的超滤量,但这对 PD 相关腹膜炎不是常规要求,因为 PD 前几天的记录即可协助诊断。在将 PD 相关腹膜炎诊断为 UFF 之前,应首先排除患者依从性差、透析方案不恰当、低白蛋白血症以及泄漏和导管移位等机械原因(图6.3)。

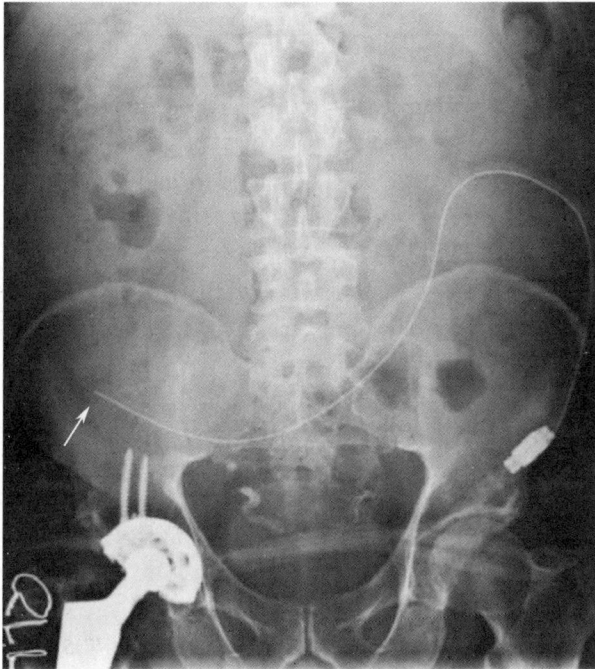

图6.3　腹部 X 线示导管移位

## 6.4　鉴别诊断

有时,由于腹膜炎复发可能会形成粘连。这可能导致液体在腹膜腔内隔离,从而表现为超滤不良。早期鉴别并采取外科粘连松解术可能会改善这种情况。然而,包裹性腹膜硬化(EPS)是一种罕见的长期腹膜透析并发症,其预后相对较差,大多数病例最终会转向血液透析。

真正的 UFF(表 6.1)发生在 10%～40% 的超滤不良患者中,是导致腹膜透析失败并转向血液透析的重要原因。真正的 UFF 可以通过改良的"腹膜平衡试验"和"钠筛分"来诊断。当使用含有 4.25% 葡萄糖的透析液 4 小时后，超滤液小于 400ml 时可诊断为 UFF。

UFF 有 4 种类型：1 型为快速转运状态，通常在腹膜炎发作后出现；2 型与水通道蛋白丢失有关；3 型见于硬化或粘连；4 型伴有淋巴吸收增加。透析液与血浆肌酐的比值（D/P）和钠筛分可用于区分这些类型。治疗取决于对病因的早期识别和对因治疗（表 6.1）。UFF 的预后很差，大多数患者需要转向血液透析。

表 6.1  不同类型 UFF 的特征

| UFF 类型 | 特征 | 特性 | 治疗 | 结果 |
|---|---|---|---|---|
| 1 型 UFF | 极快的溶质输送 | 渐进和永久性的超滤减少 | 1. 增加葡萄糖液浓度<br>2. 自动化腹膜透析<br>3. 暂停腹膜透析相关再间皮化（暂停 4 周 / 使用寿命增加 1 年）<br>4. ACEI/ARBs——预防（使用寿命增加 4 年） | ? 包裹性腹膜硬化——转向血液透析 |
| 2 型 UFF | 水通道蛋白功能丧失 | 功能改变的原因未知 | 高剂量类固醇上调水通道蛋白1?<br>临床意义 | 最终转向血液透析 |
| 3 型 UFF | 溶质输送的减少与功能表面积的减少有关 | 继发于近期发作的腹膜炎 | 早期诊断并及时转向血液透析包裹性腹膜硬化——肠粘连分离手术，免疫抑制剂，他莫昔芬 | ? 包裹性腹膜硬化——转向血液透析 |
| 4 型 UFF | 淋巴和毛细血管后吸收增强，膜运输功能完好 | | 1. 减少保留时间<br>2. 较高浓度的葡萄糖 /7.5% 艾考糊精<br>3. 避免较大的液体量导致腹内压力增加 | 预后不良；转向血液透析 |

## 6.5  治疗

预防 1 型 UFF 的关键是预防腹膜炎，及时治疗腹膜透析相关腹膜炎。这包括使用局部抗菌剂预防出口部位的感染，如果发生腹膜透析相关导管出口感染，应使用适当的抗生素治疗至少 2 周。如果发生腹膜透析相关导管隧道感染以及真菌性或无反应性腹膜炎感染，则需要尽早拔除导管。使用对腹膜损伤小的艾考糊精或生理溶液可在较长时间内预防 UFF。饮食调整，如盐和液体的限制，有助于控制液体超负荷的情况。

短暂性 UFF——使用高渗溶液，如 4.25% 腹透液或艾考糊精[3]——可能有助于在急性期控制短暂性 UFF。减少停留时间和使用自动化腹膜透析也有助于管理 UFF（表 6.2）。

永久性 UFF——1 型 UFF 的治疗相当具有挑战性，是导致腹膜透析失败并转向血液透析的重要原因。腹膜休息超过 4 周后，尿素和肌酐的传质系数降低，超滤能力增加约 1 年[4]。在一篇综述中提到，在对采用该方法的 33 例患者回访中，23 例（69%）患者的腹膜功能恢复至以前的水平[5]。

使用艾考糊精[6]、血管紧张素转换酶抑制剂或受体阻滞剂[7]和中性 pH- 低葡萄糖降解产物透析液可能在预防运输特性增加方面具有优势[8,9]，并可能有助于改善 UFF。

表 6.2　腹膜透析腹膜炎相关 UFF 的处理

**PD 相关腹膜炎急性期的短暂性 UFF**

- 限制盐和水
- 使用 4.25% 的高渗溶液
- 使用艾考糊精长时间停留
- 减少停留时间 / 增加交换次数
- 使用腹膜透析循环机

**1 型 UFF 与复发性腹膜炎相关**

预防
- 使用艾考糊精
- 使用 ACEI/ARBs
- 使用中性 pH- 低葡萄糖降解产物透析液

治疗
- 使用艾考糊精
- 腹膜休息

## 6.6　要点

- 腹膜炎，尤其是反复发作的腹膜炎，可能导致 UFF。
- 与腹膜炎相关的炎症可能导致短暂性 UFF。
- 复发性腹膜炎可能导致 UFF。
- 1 型 UFF 的管理具有挑战性，并与技术失败的风险相关。

（马瑞霞　译，蒋伟　校）

# 参考文献

1. ISPD Peritonitis Recommendations. Update on Prevention and Treatment. In: Li PK-T, Szeto CC, Piraino B, de Arteaga J, Fan S, Figueiredo AE, Fish DN, Goffin E, Kim Y-L, Salzer W, Struijk DG, Teitelbaum I, Johnson DW, editors. Peritoneal Dialysis International, vol. 36; 2016. p. 481–508.
2. Devuyst O, Margetts PJ, Topley N. The pathophysiology of the peritoneal membrane. JASN. 2010;21:1077–85.
3. Chow KM, Szeto CC, Kwan BC, Pang WF, Ma T, Leung CB, et al. Randomized controlled study of icodextrin on the treatment of peritoneal dialysis patients during acute peritonitis. Nephrol Dial Transplant. 2014;29:1438–43.
4. de Alvaro F, Castro MJ, Dapena F, Bajo MA, Fernandez-Reyes MJ, Romero JR, Jimenez C, Miranda B, Selgas R. Peritoneal resting is beneficial in peritoneal hyperpermeability and ultra-filtration failure. Adv Perit Dial. 1993;9:56–61.
5. Selgas R, Bajo MA, Castro MJ, et al. Managing ultrafiltration failure by peritoneal resting. Perit Dial Int. 2000;20:595.
6. Davies SJ, Brown EA, Frandsen NE, Rodrigues AS, Rodriguez-Carmona A, Vychytil A, Macnamara E, Ekstrand A, Tranaeus A, Filho JC. EAPOS group: longitudinal membrane function in functionally anuric patients treated with APD: data from EAPOS on the effects of glucose and icodextrin prescription. Kidney Int. 2005;67:1609–15.
7. Kolesnyk I, Noordzij M, Dekker FW, Boeschoten EW, Krediet RT. A positive effect of AII inhibitors on peritoneal membrane function in long-term PD patients. Nephrol Dial Transplant. 2009;24:272–7.
8. Williams JD, Topley N, Craig KJ, Mackenzie RK, Pischetsrieder M, Lage C, Passlick-Deetjen J. Euro balance trial group: the euro-balance trial: the effect of a new biocompatible peritoneal dialysis fluid (balance) on the peritoneal membrane. Kidney Int. 2004;66:408–18.
9. Johnson DW, Brown FG, Clarke M, Boudville N, Elias TJ, Foo MW, Jones B, Kulkarni H, Langham R, Ranganathan D, Schollum J, Suranyi MG, Tan SH, Voss D. balANZ trial investigators: the effect of low glucose degradation product, neutral pH versus standard peritoneal dialysis solutions on peritoneal membrane function: the balANZ trial. Nephrol Dial Transplant. 2012;27:4445–53.

# 第七章
## 腹膜透析相关腹膜炎与血液透析转换面临的挑战

B. Karthikeyan, Narayan Prasad, and Krishna Swamy Sampath Kumar

一位 48 岁的男性患者，合并糖尿病肾脏病、高血压和终末期肾脏病，曾多次行动静脉内瘘（arteriovenous，AVF）手术失败。在通过外科手术插入 Tenckhoff 导管后，他开始接受持续不卧床腹膜透析（CAPD）。他透析方案为 2.5% 葡萄糖的腹膜透析液 2L 每日 3 次，超滤效果良好，每天超滤约 1 100ml。进行 CAPD 两年后，他出现了透析液的浑浊和轻微腹痛，持续了 3 天。CAPD 透析液检测显示白细胞计数为 350 个 /cm³，其中 80% 为多形核白细胞。给予头孢他啶和万古霉素腹腔内（intraperitoneal，IP）注射抗感染治疗。CAPD 透析液细菌培养结果提示金黄色葡萄球菌（*Staphylococcus aureus*），于是停用头孢他啶，继续使用万古霉素。在开始抗生素治疗的第 4 天，CAPD 感染治愈，细胞计数恢复正常至 10 个 /cm³。

1 个月后，他再次出现浑浊的透析液、发热和腹痛。在送检腹膜透析（PD）液培养后，他开始接受 IP 抗生素治疗。然而，经过 5 天的抗生素治疗后，他的透析液依然浑浊。PD 透析液的真菌培养结果提示感染了烟曲霉（*Aspergillus fumigatus*），给予静脉注射（intravenous，IV）两性霉素，并拔除了 PD 导管。随后，置入右侧颈内静脉导管暂时改为每周 3 次血液透析治疗。与此同时，静脉注射抗真菌药物后，他的腹部症状和发热逐渐好转。经过 6 周的治疗，他进行了重新置入 PD 导管的评估，并进行了腹部 CT 扫描以排除腹腔积液。评估完成后，通过腹腔镜技术重新置入 PD 导管，未见粘连。经过 2 周的"休整期"后，PD 交换最初采用低剂量进行交换，随后逐渐增加到 2L。腹膜透析方案为 2.5% 葡萄糖腹膜透析液 2L，每日 3 次，7.5% 艾考糊精每日夜间一次，每日超滤量达到 1.2L。这是一个理想案例，展示了在导管拔除、经历顽固性真菌性腹膜炎和临时血液透析治疗后，成功恢复 PD 的过程。

## 7.1 引言

CAPD 是终末期肾脏病（ESKD）患者常用的肾脏替代疗法（renal replacement

therapy，RRT），全球约有 15% 的 ESKD 患者使用 CAPD。在世界上一些地区，如中国香港，腹膜透析（PD）是主要的治疗方式，80% 的患者选择腹膜透析[1]。PD 的主要并发症分为感染性和机械性。感染性并发症，尤其是腹膜炎，是 CAPD 患者技术失败的常见原因之一[2,3]。这可能导致 PD 导管拔除并停止 CAPD 治疗。这些患者可能需要临时转为血液透析，直到重新置入 PD 导管。腹膜炎占 PD 患者治疗失败的 30%[4]。PD 导管拔除的时间取决于腹膜炎的病因及其对治疗的反应。

## 7.2　腹膜透析相关腹膜炎

　　腹膜透析相关腹膜炎是 PD 的严重并发症之一。预防和治疗腹膜透析相关腹膜炎对降低发病率和死亡率至关重要。满足以下 3 项标准中的至少两项时可确诊腹膜透析相关腹膜炎[5]：

- 浑浊的透析液和腹痛
- 在至少 2 小时的留置时间后，透析液总白细胞计数>100 个 /µl，且多形核白细胞占比>50%
- 透析液培养或革兰氏染色显示微生物

## 7.3　腹膜炎发生率

　　腹膜炎的发生率通常以每位患者每年治疗中出现的次数来报告，也可以表示为在特定时间段内未患腹膜炎的患者百分比。国际腹膜透析学会（ISPD）最新的腹膜炎指南建议，腹膜炎发生率不应超过每年 0.4 次，并且每年未患腹膜炎的患者比例应超过 80%[5]。

表 7.1　腹膜透析患者导管拔除和临时血液透析的适应证

| |
| --- |
| 1. 难治性腹膜炎 |
| 2. 复发性腹膜炎 |
| 3. 真菌性腹膜炎 |
| 4. 隧道或出口部位感染并伴有腹膜炎 |

## 7.4　腹膜炎相关的导管拔除

　　腹膜炎相关的导管拔除定义为在治疗活动性腹膜炎期间拔除腹膜透析导管。由于腹膜炎导致需要拔除导管的患者，通常需要临时或永久转为血液透析作为肾脏替代方法。

**腹膜炎相关的血液透析转换**

腹膜炎相关的血液透析转换定义为在任何时期从 CAPD 转换为血液透析（HD），作为腹膜炎治疗的一部分。表 7.1 中提到的各种指征都可能导致腹膜炎相关的导管拔除和血液透析转换。

**隧道或出口部位感染并伴有腹膜炎**

出口部位感染的患者，若感染扩散或与腹膜炎同时发生，则需要拔除导管。对于因出口或隧道感染并伴发腹膜炎而拔除腹膜透析导管的患者，导管重新置入必须至少延迟 2～4 周[5]。在此期间，需要为这些患者实施临时血液透析。

## 7.5　难治性腹膜炎

难治性腹膜炎（refractory peritonitis）被定义为在经过 5 天的适当抗生素治疗后，透析液仍然浑浊或白细胞计数仍超过 100 个 $/cm^3$。ISPD 指南建议在出现难治性腹膜炎时应拔除腹膜透析导管[5]。

如果透析液中的白细胞数呈下降趋势并趋向正常，应等待抗生素的效果，而不是立即拔除腹膜透析导管。如果患者病情恶化，则应尽早拔除导管，以保护腹膜，确保未来仍可进行腹膜透析并降低死亡率。试图通过延长抗生素治疗难治性腹膜炎但效果不佳，可能导致腹膜损伤，并增加真菌性腹膜炎和死亡的风险。因此，在难治性腹膜炎的情况下，可能需要拔除腹膜透析导管并进行腹膜炎相关的血液透析转换。在导管重新置入前，患者需要继续临时进行血液透析。某些患者可能因难治性腹膜炎的后遗症和腹膜功能衰竭而无法重新置入腹膜透析导管。这些患者可能需要永久转为血液透析，并通过血液透析导管、动静脉内瘘或动静脉移植物等血管通路进行透析。

## 7.6　真菌性腹膜炎

真菌性腹膜炎（fungal peritonitis，FP）是腹膜透析相关腹膜炎的严重并发症之一。与细菌性腹膜炎相比，由真菌引起的腹膜炎导致更高的发病率和死亡率。基于革兰氏染色结果，应尽早开始有效的经验性治疗，因为真菌的鉴定既困难又耗时。一旦确定病原体，应根据药敏结果开始抗生素治疗。常见的病原体通常包括白念珠菌（*Candida albicans*）和非白念珠菌（*Candida non-albicans*），如近平滑念珠菌（*Candida parapsilosis*）[6]。有证据表明，非白念珠菌的数量超过白念珠菌及其他真菌，如烟曲霉（*Aspergillus fumigatus*）、黑曲霉（*Aspergillus niger*)等。报道显示,暗色真菌也可导致真菌性腹膜炎[7, 8]。其他真菌,如毛霉菌和曲霉菌,也会引起严重的难治性腹膜炎。真菌性腹膜炎与腹膜损伤及随后的腹膜透析患者透析失败有关。因此,确诊后应尽早拔除导管。在导管拔除后,建议进行至少 2 周的抗真菌治疗。如果不拔除导管,死亡率高达 50%~91%,因此导管拔除是治疗真菌性腹膜炎的基石[7-9]。在一次真菌性腹膜炎后,除了死亡患者,可以继续腹膜透析或重新置管的患者不超过 35%,这通常是由并发症引起的。在腹膜透析导管重新置入前,应进行临时血液透析。4~6 周后再尝试重新置入腹膜透析导管。大多数难治性腹膜炎病例是由真菌性腹膜炎引起的。在某些情况下,由于腹膜炎后的持续性腹痛和未清除的腹水,无法重新置入腹膜透析导管[10]。对于这些患者,可能需要永久转至血液透析。高达 40% 的真菌性腹膜炎患者无法重新进行腹膜透析。

## 7.7　复发性腹膜炎

复发性腹膜炎(relapsing peritonitis)定义为在前一次腹膜炎治疗结束后 4 周内,由相同病原体引起的腹膜炎。许多回顾性研究报告称,复发性腹膜炎的治愈率低于非复发性腹膜炎,超滤减少及透析失败的风险更高[11]。ISPD 指南建议,在复发性腹膜炎中应及时拔除腹膜透析导管。

## 7.8　再发性腹膜炎

再发性腹膜炎(recurrent peritonitis)定义为在前一次腹膜炎治疗结束后 4 周内,由不同病原体引起的腹膜炎。与复发性腹膜炎相比,再发性腹膜炎的预后更差,且应及时拔除导管[12]。

## 7.9　重复性腹膜炎

重复性腹膜炎(repeat peritonitis)指的是在前一次腹膜炎治疗结束 4 周后,由相同病原体引起的腹膜炎。如果腹膜透析液培养结果为阴性且细胞计数少于 100 个 /cm³,那么在复发性、再发性和重复性腹膜炎的情况下可以同时进行拔除和重新置入腹膜透析导管的操作。但在此过程中不应存在出口或隧道部位感染[13]。只有当培养结果为阴性,透析液细胞计数少于 100 个 /cm³ 且应用抗生素的前提下,可同时拔除并重新置入腹膜透析导管。如果细菌培养仍为阳性,则不应尝试同时拔除和重新置入导管。如果培养为阳性或存在出口或隧道部位感染,则不应同时进行拔除和重新置入导管。此类患者需要拔除腹膜透析导管并临时转至血液透析。

对于重复性腹膜炎、分枝杆菌性腹膜炎，以及多种肠道微生物引起的腹膜炎，拔除导管可能是必要的。拔除腹膜透析导管后，患者需要临时进行血液透析，直到重新置入导管并恢复腹膜透析。

## 7.10 腹膜透析导管拔除后的临时血液透析

由于腹膜炎而拔除腹膜透析导管后，患者需要开始另一种肾脏替代方法，即血液透析。启动血液透析的血管通路可以是临时或永久性的血液透析导管，对于部分患者来说，已经建立的动静脉内瘘也可以用于启动血液透析。据报道，通过永久性通路开始血液透析患者的生存率高于通过临时通路开始血液透析的患者[14]。

## 7.11 转至血液透析后患者的结局

虽然腹膜炎发作后 PD 转至 HD 很常见，但关于转至 HD 后的结局仍然知之甚少。可能与最近的腹膜炎发作有关，转至 HD 后即刻的死亡率有所增加。难治性腹膜炎患者可能会出现持续的腹部症状或无法消除的腹水，阻碍他们恢复持续不卧床腹膜透析（CAPD）[10]。难治性腹膜炎的第一年死亡率非常高（见表 7.2）。

表7.2 常见的腹膜透析技术失败原因及转至血液透析期间的死亡风险因素

| 常见的技术失败原因 | 血液透析转换期间的死亡风险因素 |
| --- | --- |
| 腹膜炎 | 年龄较大 |
| 机械问题 | 长期腹膜透析治疗 |
| 透析不充分（可继发于腹膜炎） | 女性 |
| | 感染（作为技术失败的原因） |
| | 糖尿病肾脏病 |

在 Nadeau-Fredette 等的一项研究中[15]，通过分析多国登记数据以评估从 PD 转至 HD 后的风险因素和死亡率，他们发现这些患者在转至 HD 后的前 30 天内死亡风险有所增加。HD 转换后的死亡率风险因素包括年龄较大、进行 PD 治疗超过 3 年、女性、以及糖尿病肾脏病和腹膜炎作为 HD 转换原因的患者。澳大利亚和新西兰透析和移植登记处（Australia and New Zealand Dialysis and Transplant Registry，ANZDATA）的数据发现，因腹膜炎转至 HD 的患者较因透

析不足或机械原因而转至 HD 的患者，早期死亡风险更高。Thammishetti 等的一项研究中[10]，几乎 48% 的患者在因难治性腹膜炎发作而转至 HD 后的 1 年内去世，约 33% 的患者在转至 HD 的 3 个月内死亡。对于为什么 HD 转换后第一年的死亡率很高，目前尚不清楚。可能与多种原因有关，如心血管事件、HD 导管相关的菌血症、败血症、频繁住院或未治愈的腹膜炎等。

## 7.12　临时血液透析后的腹膜透析重新开始

尽管腹膜炎可能会损伤腹膜，但科学证据表明，在腹膜炎后仍可以成功恢复腹膜透析（PD）。ISPD 指南建议，在腹膜炎后休息至少 2～4 周后可以尝试重新置入腹膜透析导管（见图 7.1）。Cho 等的研究提供了有关临时 HD 后成功重新开始 PD 的最佳证据[16]。他们分析了 ANZDATA 的数据，发现只有 16.7% 的腹膜炎病例需要拔除导管并转至 HD，其中仅 18.3% 恢复了 PD，其他人则永久转为 HD。重新开始 PD 的患者，与未患腹膜炎持续接受 PD 以及永久转至 HD 的患者相比，结局相似。

考虑到这些因素，少数因腹膜炎拔除导管转至 HD 的患者，可以重新开始 PD[17-22]。在这类患者中，临时 HD 后的 PD 重新置入可能会伴随超滤失败（UFF）、增加腹膜透析液交换剂量或再次出现难治性腹膜炎。对于永久转至 HD 的患者，使用永久性血管通路的患者能够取得最佳的治疗效果[14]。

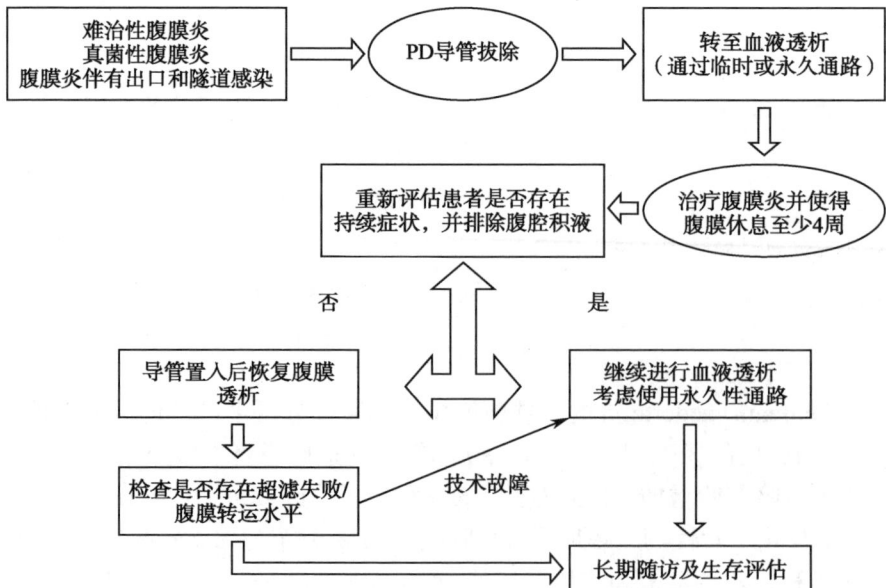

图 7.1　腹膜炎相关血液透析转换的指征、结果及随访的流程图

## 7.13　要点

- 在难治性腹膜炎、真菌性腹膜炎，以及伴有出口或隧道感染的腹膜炎情况下，患者需要转至 HD。
- 在复发性、再发性和重复性腹膜炎的情况下，培养结果为阴性后可以同时拔除和重新置入导管。
- 如果培养结果为阳性，则不建议同时拔除和重新置入导管；对于这类患者，可能需要拔除导管并转至 HD。
- 多菌种腹膜炎和分枝杆菌性腹膜炎的患者可能需要拔除腹膜透析导管并转至 HD。
- 腹膜炎相关的血液透析转换与较高的技术失败和死亡风险有关。
- 虽然经过至少 4 周的休息后，一小部分患者可以重新进行腹膜透析（PD），但可能会出现超滤失败或转运状态改变。
- 早期拔除导管并积极治疗腹膜炎，有助于保护腹膜以重新开始 PD 并取得更好的治疗效果。

（蒋伟　杨成宇 译，马瑞霞 校）

## 参考文献

1. Jain AK, Blake P, Cordy P, Garg AX. Global trends in rates of peritoneal dialysis. J Am Soc Nephrol JASN. 2012 Mar;23(3):533–44.
2. Shen JI, Mitani AA, Saxena AB, Goldstein BA, Winkelmayer WC. Determinants of peritoneal dialysis technique failure in incident US patients. Perit Dial Int J Int Soc Perit Dial. 2013;33(2):155–66.
3. Hsieh YP, Chang CC, Wang SC, Wen YK, Chiu PF, Yang Y. Predictors for and impact of high peritonitis rate in Taiwanese continuous ambulatory peritoneal dialysis patients. Int Urol Nephrol. 2015 Jan;47(1):183–9.
4. Liu X, Qin A, Zhou H, He X, Cader S, Wang S, et al. Novel predictors and risk score of treatment failure in peritoneal dialysis-related peritonitis. Front Med. 2021 Mar;19(8):639744.
5. Li PKT, Chow KM, Cho Y, Fan S, Figueiredo AE, Harris T, et al. ISPD peritonitis guideline recommendations: 2022 update on prevention and treatment. Perit Dial Int J Int Soc Perit Dial. 2022 Mar;42(2):110–53.
6. Auricchio S, Giovenzana ME, Pozzi M, Galassi A, Santorelli G, Dozio B, et al. Fungal peritonitis in peritoneal dialysis: a 34-year single Centre evaluation. Clin Kidney J. 2018 Dec;11(6):874–80.
7. Prasad KN, Prasad N, Gupta A, Sharma RK, Verma AK, Ayyagari A. Fungal peritonitis in patients on continuous ambulatory peritoneal dialysis: a single Centre Indian experience. J Infect. 2004 Jan;48(1):96–101.
8. Wang AY, Yu AW, Li PK, Lam PK, Leung CB, Lai KN, et al. Factors predicting outcome of fungal peritonitis in peritoneal dialysis: analysis of a 9-year experience of fungal peritonitis in a single center. Am J Kidney Dis Off J Natl Kidney Found. 2000 Dec;36(6):1183–92.

9. Prasad N, Gupta A. Fungal peritonitis in peritoneal dialysis patients. Perit Dial Int. 2005 May-Jun;25(3):207–22.

10. Thammishetti V, Kaul A, Bhadauria DS, Balasubramanian K, Prasad N, Gupta A, et al. A retrospective analysis of etiology and outcomes of refractory CAPD peritonitis in a tertiary care center from North India. Perit Dial Int J Int Soc Perit Dial. 2018 Dec;38(6):441–6.

11. Szeto CC, Kwan BCH, Chow KM, Law MC, Pang WF, Chung KY, et al. Recurrent and relapsing peritonitis: causative organisms and response to treatment. Am J Kidney Dis Off J Natl Kidney Found. 2009 Oct;54(4):702–10.

12. Burke M, Hawley CM, Badve SV, McDonald SP, Brown FG, Boudville N, et al. Relapsing and recurrent peritoneal dialysis-associated peritonitis: a multicenter registry study. Am J Kidney Dis Off J Natl Kidney Found. 2011 Sep;58(3):429–36.

13. Crabtree JH, Shrestha BM, Chow KM, Figueiredo AE, Povlsen JV, Wilkie M, et al. Creating and maintaining optimal peritoneal dialysis access in the adult patient: 2019 update. Perit Dial Int J Int Soc Perit Dial. 2019 Oct;39(5):414–36.

14. Pajek J, Hutchison AJ, Bhutani S, Brenchley PEC, Hurst H, Perme MP, et al. Outcomes of peritoneal dialysis patients and switching to haemodialysis: a competing risks analysis. Perit Dial Int J Int Soc Perit Dial. 2014 May;34(3):289–98.

15. Nadeau-Fredette AC, Sukul N, Lambie M, Perl J, Davies S, Johnson DW, et al. Mortality trends after transfer from peritoneal dialysis to Haemodialysis. Kidney Int Rep. 2022 May;7(5):1062–73.

16. Cho Y, Badve SV, Hawley CM, McDonald SP, Brown FG, Boudville N, et al. Peritoneal dialysis outcomes after temporary haemodialysis transfer for peritonitis. Nephrol Dial Transplant. - Eur Ren Assoc. 2014 Oct;29(10):1940–7.

17. Szeto CC, Chow KM, Wong TYH, Leung CB, Wang AYM, Lui SF, et al. Feasibility of resuming peritoneal dialysis after severe peritonitis and Tenckhoff catheter removal. J Am Soc Nephrol JASN. 2002 Apr;13(4):1040–5.

18. Choi P, Nemati E, Banerjee A, Preston E, Levy J, Brown E. Peritoneal dialysis catheter removal for acute peritonitis: a retrospective analysis of factors associated with catheter removal and prolonged postoperative hospitalization. Am J Kidney Dis. 2004 Jan;43(1):103–11.

19. Ram R, Swarnalatha G, Dakshinamurty KV. Re-initiation of peritoneal dialysis after catheter removal for refractory peritonitis. J Nephrol. 2014 Aug;27(4):445–9.

20. Chediak Terán C, Sosa Barrios RH, Burguera Vion V, Fernández Lucas M, Rivera Gorrín ME. Resuming peritoneal dialysis after catheter removal due to complicated peritonitis. Clin Exp Nephrol. 2020 Apr;24(4):349–55.

21. Troidle L, Gorban-Brennan N, Finkelstein FO. Outcome of patients on chronic peritoneal dialysis undergoing peritoneal catheter removal because of peritonitis. Adv Perit Dial Conf Perit Dial. 2005;21:98–101.

22. Donovan K, Carrington C. Peritoneal dialysis outcomes after temporary haemodialysis for peritonitis–influence on current practice. Nephrol Dial Transplant 2014 Oct;29(10):1803–5.

# 第八章
# 复发性难治性腹膜炎面临的特别挑战

Sreelatha, Maithrayie Kumaresan, and Anil Bhalla

## 8.1　免疫力低下患者的腹膜透析相关腹膜炎

一名 37 岁的男性患有高血压及慢性肾小球肾炎导致的 G5 期慢性肾脏病（CKD），开始接受持续不卧床腹膜透析（CAPD）作为肾脏替代治疗（renal replacement therapy，RRT）。该患者在其他地方接受了病变供体肾移植，但不到 1 年就发生了排斥反应，因此他后来又重新使用双袋一次性系统进行 CAPD。他因腹膜炎、腹泻和食欲缺乏等症状和体征入院治疗两周。患者没有隧道感染，出口部位也很健康。他曾因铜绿假单胞菌引发两次腹膜炎，腹腔注射头孢曲松后好转。入院时，检查结果显示血红蛋白 6mg/dl，白细胞计数 9 600/mm³，尿素 119mg/dl，肌酐 15.2mg/dl，钠 135mmol/L，钾 4.3mmol/L，碳酸氢盐 27mmol/L，氯化物 105mmol/L，钙 10.3mg/dl，全段甲状旁腺激素（Intact Parathyroid Hormone，iPTH）1 305pg/ml，维生素 25（OH）$D_3$ 19ng/ml，血清总蛋白 7.6mg/dl，白蛋白 3.6mg/dl，血沉 150mm/h。该患者的血清学检查结果为乙型肝炎病毒表面抗原（Hepatitis-B surface antigen，HBsAg）、丙肝抗体（anti-Hepatitis C antibody）和 HIV 抗体阴性。透析液细胞计数为 480/mm³，白细胞主要为多形核白细胞。腹膜炎是由非发酵革兰氏阴性杆菌引起的。根据药敏报告，患者最初接受了头孢唑林、头孢他啶和环丙沙星的腹腔注射治疗。然而，他的腹膜炎对不同的腹腔内（intraperitoneal，IP）注射的抗生素组合均无反应，他仍然存在伴有剧烈腹痛的致命风险，需要拔除腹膜透析导管。他改用右侧双腔颈静脉导管进行血液透析，并建立了动静脉内瘘（arteriovenous fistula，AVF）。尽管使用了适当的抗生素治疗，但他仍持续高烧不退，于是在 CT 引导下对骨盆和肝下区的积液进行了引流，引流液没有培养出任何微生物。尽管进行了腹水引流，但他仍持续高烧不退，于是开始了经验性抗结核治疗：异烟肼，每天 1 次，每次 150mg；利福平，每天 1 次，每次 600mg；吡嗪酰胺，每天 1 次，每次 1mg；左氧氟沙星（levofloxacin），每天一次，每次 500mg，同时服用维生素 $B_6$。采用这种治疗方案后，患者在接下来的两周内退烧，并希望继续使用 CAPD 进行

RRT。因此，他接受了腹腔镜手术，尝试重新置入天鹅颈 Tenckhoff 导管[1]。然而，由于腹腔镜检查显示腹腔内存在广泛粘连和分隔，因此该项尝试被终止（图 8.1）。

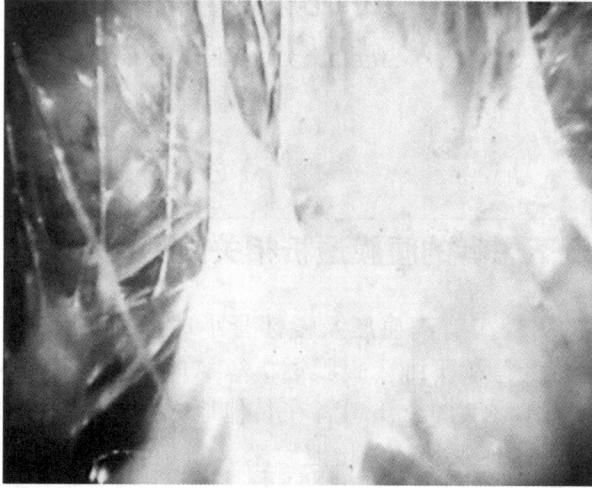

**图 8.1**　腹腔镜检查显示出腹膜广泛粘连

　　Andrews 等的研究表明，使用免疫抑制剂的 CAPD 患者，如既往接受过肾移植、肾小球肾炎、系统性红斑狼疮和其他血管炎，发生 PD 相关腹膜炎的可能性更大[2]。这些患者需要更多的住院治疗，并需要停用 CAPD 数天，而且需要更多的开腹手术来移除感染的导管。免疫抑制也与金黄色葡萄球菌和真菌的高感染率有关，导致发病率增加。我们的患者出现了病原菌培养阴性的难治性腹膜炎，需拔除导管，同时使用抗结核药物治疗才能缓解病情，最终揭示出未诊断的结核分枝杆菌感染。除了慢性肾脏病的免疫抑制作用外，额外的免疫抑制药物可能会进一步损害细胞免疫和体液免疫。

　　免疫抑制的患者易发生再发性腹膜炎和难治性腹膜炎，需要拔除 PD 导管以降低发病率和死亡率。严重的再发性腹膜炎会导致广泛粘连的形成，如上述患者所述，使得重新置入导管困难重重。目前的免疫抑制或近期的免疫抑制史似乎同样是感染的危险因素。不过，接受免疫抑制治疗本身并非开始使用 CAPD 的禁忌证。

　　免疫抑制患者发生腹膜炎和难治性腹膜炎的风险会增加。除了肾衰竭的免疫抑制作用外，免疫抑制治疗还可能进一步损害患者的免疫力。即使是小剂量的类固醇也可能导致患者对抗生素的反应不足，因此可能需要拔除导管才能缓解腹膜炎。此外，免疫抑制可能会进一步降低免疫反应，增加腹膜炎的严重程度。因此，免疫抑制似乎是难治性腹膜炎的重要危险因素之一。

## 8.2 复发性腹膜炎或严重腹膜炎导致的腹膜粘连

X 先生 60 岁，患有糖尿病肾脏病并处于慢性肾脏病 G5 期，开始使用 CAPD 进行 RRT 治疗。他患有严重的糖尿病，伴有大血管并发症，患有冠状动脉疾病和外周血管疾病。其血糖一直无法得到控制。使用 CAPD 2 个月后，他出现腹痛，腹膜透析液浑浊。他的 PD 液白细胞总数为 6 700/ml，其中多形核白细胞超过 90%。诊断为 PD 相关腹膜炎，先将其 PD 液送去进行革兰氏染色、培养和药敏检测，随后开始给予腹腔内注射万古霉素和头孢他啶的治疗。患者除糖尿病未得到控制外，未发现其他致病因素。72 小时后，培养结果仍为无菌。第五天，PD 液重复检测显示，患者白细胞总数减少了 50%，降至 3 000/ml，多形核白细胞减少了 20%。由于患者使用万古霉素和头孢他啶后病情得到部分缓解，因此继续使用相同的抗生素进行腹腔注射，并口服氟康唑进行抗真菌预防性治疗。然而，在接下来的几天里，患者症状有所恶化，PD 液中白细胞计数再次上升到 4 500/ml。送去培养的 PD 液样本仍然无菌生长，真菌培养和分枝杆菌培养也呈阴性。患者的 PD 导管被拔除，并开始进行血液透析。尽管如此，患者仍持续发热，并伴有腹痛，因此，医生对腹腔进行了腹腔镜评估。腹腔镜检查发现盆腔有隐性积液，引流后送去进行细菌、真菌和分枝杆菌培养。腹腔内也有广泛的粘连。患者开始接受经验性抗结核治疗，等待分枝杆菌培养结果。患者在接下来的两周内症状完全缓解。细菌培养结果显示为非典型分枝杆菌[3]。这种持久性的腹膜炎发作可导致腹膜粘连、腹膜炎症和间皮细胞脱落以及超滤功能衰竭。若患者患有长期腹膜炎且其细菌培养呈阴性，或经适当的抗生素治疗后其症状持续存在，应当怀疑患者受结核分枝杆菌或非典型分枝杆菌感染，并应采取适当的治疗措施。早期开始抗分枝杆菌治疗，可防止粘连的形成，几周后，患者即可重新开始使用 CAPD。

结核性腹膜炎往往漏诊或很晚才确诊。症状通常与细菌性腹膜炎相似。所有尿毒症患者都会出现全身症状。PD 液细胞计数不一定总是以淋巴细胞为主。由于慢性肾脏病患者的免疫功能低下，结核菌素皮肤试验通常呈阴性。需要有高级别证据，才可作出相应诊断。所有这些都对诊断结核性腹膜炎提出了挑战。关于自动腹膜透析（APD）的腹膜注射药物剂量的研究很少，这可能会导致治疗不充分、不彻底。我们需要进行随机对照试验，以比较不同抗生素方案在 APD 中的疗效和安全性。若难治性腹膜炎伴有阴性培养结果，或经适当的抗生素治疗后症状仍持续存在，则临床上应考虑结核分枝杆菌，并应采取适当的治疗措施。

真菌性腹膜炎（fungal peritonitis，FP）是慢性腹膜透析的一种严重并发症，发病率和死亡率都很高。它与腹膜粘连、硬化和不可逆的腹膜损伤有关，导致技术失败的风险明显增高。高达 40% 的患者无法恢复腹膜透析，需要转为血液透析。患者死亡率从 15% 到 50% 不等。一些医疗中心在使用抗生素治疗细菌性腹膜炎期间，仍未使用抗真菌预防措施。这增加了患者感染真菌性腹膜炎的风险。多次发作的细菌性腹膜炎容易导致真菌感染。鉴于真菌性腹膜炎会产生大量生物膜，因此建议立即拔除腹膜透析导管，这是降低真菌性腹膜炎高死亡率的最佳选择，同时应开始对患者进行适当的抗真菌治疗。患者还需要在拔除 PD 导管后接受至少两周的抗真菌药物治疗。因此，真菌性腹膜炎是 PD 治疗面临的真正挑战。

## 8.3　多发性腹膜炎

腹膜炎多次发作损害腹膜功能，导致透析能力丧失，从而增加发病率和死亡率。

一位 51 岁的已婚妇女患有 2 型糖尿病 4 年、并伴有甲状腺功能减退症、既往病史包括右腿麻痹性脊髓灰质炎、常染色体显性多囊肾导致的慢性肾脏病以及脑动脉瘤夹闭术后。她在使用 CAPD 的 76 个月中发生了 21 次腹膜炎，随后被转介到我们这里。由于在血液透析（hemodialysis，HD）期间多次通路失败，患者被迫转为 CAPD 治疗。患者及其配偶接受了 CAPD 的培训，每天进行 4 次。患者经历过 11 次培养阴性腹膜炎，10 次培养阳性腹膜炎。培养阳性期间，患者感染了粪肠球菌、溶血性葡萄球菌和大肠杆菌。患者发生了数次再发性腹膜炎、一次复发性腹膜炎和一次难治性腹膜炎，符合国际腹膜透析学会（ISPD）的定义。

患者之前没有出口部位或隧道感染。她曾发生过一次难治性腹膜炎，因此停用了 CAPD，转而使用临时颈静脉通路进行血液透析。经检查，她的仰卧位血压为 80/50mmHg，腹部无压痛，导管出口处未感染，隧道也无压痛。留置 4 小时后排出的透明腹膜透析液被送去进行细菌培养，48 小时后未发现细菌生长。聚合酶链反应（Gene XPert PCR）也显示结核分枝杆菌阴性。隧道的超声检查没有发现任何积垢。我们进一步进行了腹腔镜检查，发现腹膜正常，肝硬化，少量腹水，没有粘连。导管尖端生物膜培养分离出酪黄肠球菌。两周后，她重新开始使用 CAPD，并分两次腹腔注射了 2g 免疫球蛋白，停留时间为 6 小时，以经验疗法的形式治疗再发性腹膜炎。她目前正在使用 APD。该患者腹膜炎发作 21 次，腹腔镜腹膜评估有助于评估腹膜炎发作后是否存在粘连，导管尖端的生物膜培养有助于确定培养阴性腹膜炎的病原体。

PD 患者中，腹膜巨噬细胞活化，间皮细胞、巨噬细胞及免疫球蛋白丧失，从而导致宿主防御能力下降，使宿主易受感染。尿毒症、腹膜炎、容量负荷、腹膜透析导管的存在以及 PD 液都会引发腹膜细胞中诸如巨噬细胞、肥大细胞、间皮细胞、成纤维细胞和内皮细胞的募集和活动。这将导致患者血管增生、纤维化和腹膜衰竭。

ISPD 建议，对于复发性、再发性或难治性腹膜炎，应考虑及时拔除 PD 导管。此外，建议在难治性腹膜炎发作时及时拔除腹膜透析导管，这样不仅能避免腹膜衰竭，更能降低死亡率。由于导管上的生物膜形成，再发性腹膜炎需要及时拔除导管以解决感染。

我们报告了 1993 年发生的一例罕见病例，一名患有爱泼斯坦综合征（Epstein's syndrome）和严重血小板减少症的年轻男性患者经历了两次伴有腹腔内出血的腹膜炎发作，治疗过程非常复杂，他同时合并有白念珠菌感染。后来，患者进行了两次开腹手术，以拔除导管，进行引流，排出因感染结核分枝杆菌导致的腹水。面对严峻的形势，在拔除导管之前，患者尝试了腹腔注射氟康唑和奈替米星以及口服氟尿嘧啶，但无济于事。为了挽救导管，又加用了腹腔注射两性霉素，但也没有成功。所有这些都增加了住院时间、发病率、营养不良和腹部手术的压力。该病例于 1997 年在科罗拉多州丹佛市举行的透析会议上作为复杂临床病理会议（complex clinico-pathologic conference，CPC）病例进行了讨论[4]。

## 8.4　要点

- 合并感染的腹膜炎病程长，会导致腹膜粘连和脓肿，造成不可逆的腹膜损伤。
- 接受免疫抑制治疗的 CAPD 患者腹膜炎难以治疗，面临挑战。
- 对于导管生物膜的形成，最佳治疗方案是在腹膜炎治愈后更换导管。
- 曾接受抗生素治疗是真菌性腹膜炎的一个危险因素。

（赵龙　王新媛 译，张慧 校）

## 参考文献

1. Ignatius A, Kalra D, Prasad N, Gupta A. Refractory Peritonitis in a CAPD Patient on Immunosuppression. Ind J Perit Dial. 2006;11:37–9.
2. Andrews PA, Warr KJ, Hicks JA, Cameron JS. Impaired outcome of continuous ambulatory peritoneal dialysis in immunocompromised patients. Nephrol Dial Transplantation. 1996;11:1104–8.
3. Nagarajan P, et al. Adhesions following recurrent peritonitis in a failed allograft recipient. Ind J Perit Dial, [Sl]. 2006:35–6. Available at: http://52.172.159.94/index.php/ijpd/article/view/51250
4. Twardowski ZJ, Zimmerman S, Abraham G. Was CAPD the answer to this patient's complex problems? Perit Dial Int. 1997;17;630–536.

# 第九章
# 难治性腹膜炎拔管后再置管启动腹膜透析

Ram R, Gomathy Sankara Narayana Iyer, Sudha Teresa, and Priyanka Govindhan

　　一位 45 岁的男性患者患有慢性肾小球肾炎和终末期肾脏病（ESKD）。他于 2014 年 3 月开始进行腹膜透析，透析方案为 1.5% 的葡萄糖透析液，每日 3 次。其超滤量为每天 1.2L，残余尿量为 750ml/d，腹膜平衡试验（PET）显示为高平均转运。2014 年 11 月，他因铜绿假单胞菌相关性难治性腹膜炎，拔除腹膜透析导管转为血液透析。随后，腹膜造影和计算机断层扫描（CT）评估其腹腔内无任何粘连。因此，于 2015 年 1 月，该患者重新置入腹膜透析导管。他继续应用 1.5% 的葡萄糖透析液，每日 3 次透析。其超滤量为 800ml/d，残余尿量为 600ml/d。重复的腹膜平衡试验再次显示高平均转运。2 年后，于 2017 年 2 月，该患者再次发生难治性腹膜炎，腹膜透析导管不得不再次拔除。通过腹膜造影和腹部 CT 扫描确保腹膜无粘连后，该患者重置入腹膜透析导管。同时，他也进行了动静脉造瘘术。2018 年 2 月，其残余肾功能为 100ml/fd，PET 显示其为低平均转运。

　　在印度，接受腹膜透析患者的比例为 18%～20%[1]。重新启动 PD 的概念在美国还没有得到较好的推广。

　　在接受腹膜透析（PD）的患者中，在严重腹膜炎感染后行导管拔除主要是为了防止难治性腹膜炎的两个主要不良结局，即死亡和腹膜不可逆损伤，而后者排除了未来继续行 PD 治疗的可能[2]。导管拔除的其他适应证包括难治性腹膜炎、复发性腹膜炎、难治性出口部位和隧道感染以及真菌性腹膜炎。对于重复性腹膜炎、分枝杆菌性腹膜炎和多种肠道微生物感染等，也可考虑导管拔除[3]。

　　除了感染的临床侵袭性外，如无并发症的复发或导管依赖性腹膜炎，腹膜炎的导管拔除可以获得良好的结果。这些情况允许应用抗生素缓解临床感染，允许在没有腹膜炎症的情况下进行导管拔除或进一步行导管更换[4]。因此，导管拔除可能会挽救许多严重腹膜炎患者的生命，尽管这一步骤与患者高死亡率相关。导管拔除后的腹膜炎通常较腹膜透析相关腹膜炎有更高的死亡率[5-11]。在这种严重的并发症（在风险和痛苦方面）中存活下来的患者，发现其在临床和心理状况较差的情况下[2]，他们在临床和心理上都处于不利的地位。目前的研究显示，大部分患者腹膜透析拔管后再启动 PD 并不成功，其原因与患者的选择或临床医生出于既往临床经验的决策，或是已证实腹膜有不可逆损伤[2]有关。

一些定义如下：

（ⅠA）腹膜炎：存在以下任意两种情况即可诊断：（a）具有腹膜炎的症状和体征；（b）腹膜透析液混浊且腹水白细胞计数升高（大于 100/μl），且主要以中性粒细胞为主（超过 50%）；（c）腹水革兰氏染色或培养证实细菌存在。

（ⅡB）难治性腹膜炎：指适当使用抗生素治疗 5 天后腹膜液仍混浊。

（ⅢC）技术失败：指永久转为血液透析治疗。

**腹膜透析再启动**

再启动 PD 的决策应由患者自行决定。肾内科治疗团队应尽可能减少其对患者决策的影响，而仅告知再启动 PD 的可能性。

只有在患者确信自己愿意使用 PD，并充分了解了 PD 的利弊后，我们才应进行进一步的调查，他们是否愿意继续重新置入 PD 导管。所有患者拔除导管后至少 4 周后，再行新腹膜透析导管的置入。在一项研究中显示拔除导管和尝试重新置入新导管的平均间隔时间为 50.4 天[12]。2009 年以后，所有患者都接受了腹膜造影和 CT 检查，这两项被认为是检测腹膜是否粘连的理想检查，以便在导管再置入前确保腹膜无粘连。

## 9.1　腹膜造影

腹膜造影是将 2.0mCi 锝 -99m 硫胶体在无菌条件下应用 14 号静脉注射器混合在 2 L 2.5% 葡萄糖腹膜透析溶液中。造影显示使用设置在 140keV，且具有 20% 的窗口及配备低能量平行孔准直器的大视野显影机。从注射时开始，以横膈膜区为中心获得 1 分钟 / 帧的动态图像序列，持续 15 分钟。然后，分别在输注后和活动阶段，以及引流出放射性标记的透析液后，获得静态的腹部前位、后位和侧位视图。正常扫描应显示透析液贯穿腹腔及滞留腹腔凹陷部分的图像（图 9.1）。透析液在腹腔内分布不均匀，且大部分聚集在腹腔中部（图 9.2），提示腹膜存在粘连。当透析液引流后，定位示踪剂仍持续在腹腔滞留，也提示腹膜粘连的存在[13]。

腹膜透析导管的重新置入应通过开放手术或腹腔镜手术进行。

既往关于腹膜透析导管再置入的研究见表 9.1[6, 8, 12, 14, 15]。先前的研究表明严重的腹膜炎、透析龄和患者年龄的增长是预测技术失败的危险因素。

在我们研究中心，引起难治性腹膜炎的微生物分别为真菌：7 例（占 22.5%）；铜绿假单胞菌：4 例（占 12.9%）；大肠杆菌：3 例（占 9.6%）；金黄色葡萄

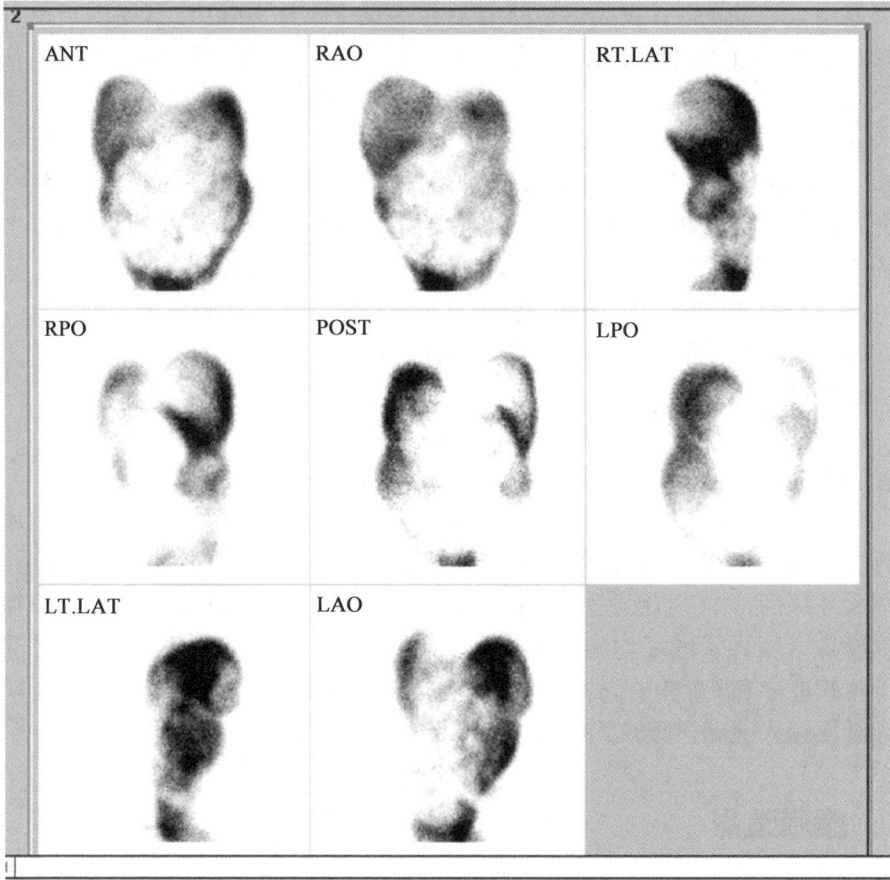

**图9.1**　透析液贯穿腹腔及滞留腹腔凹陷部位的图像

球菌、凝固酶阴性葡萄球菌和结核分枝杆菌各 2 例（占 6.4%）；鲍曼不动杆菌和肺炎克雷伯菌各 1 例（占 3.2%）。9 例（29%）患者的培养呈阴性。同样在我们研究中心，重新启动 PD 的决定主要是由患者做出而不受我们的影响。一般在腹膜炎感染第 5 天或第 6 天早期拔除腹膜透析导管，拔除后平均间隔 50.4 天，使用腹膜造影排除腹膜粘连，然后通过开放手术重新进行腹膜透析置管，这些可能是我们患者腹膜透析再启动成功的关键。我们未发现引发腹膜炎的各种微生物种类的不同对 PD 再启动的影响有任何差异。然而，有学者认为具有侵袭性和（或）持续的感染源（如酵母菌和外科肠源性腹膜炎）可能会阻碍 PD 的重新启动[2]。先前的一项研究报道了 PD 再启动后透析肌酐比值较前增加[6]。我们还观察到，在重新启动 PD 后，高转运和高平均转运的比例较之前（分别为 47.61% 及 33.33%）有相似的增加。这种从低转运、低平均转运到高转运、高平

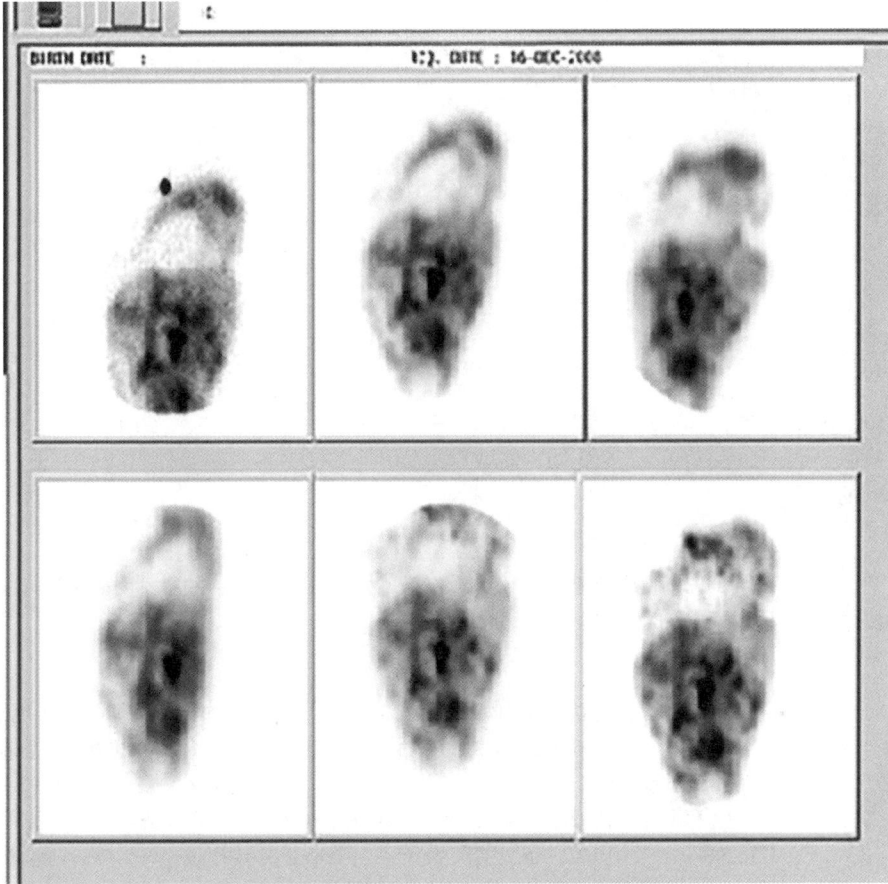

**图9.2**　腹膜透析液在腹腔不均匀分布

均转运状态的变化可能是由于长期的腹膜透析导致的高溶质转运状态（1型超滤失败）。而从低转运、低平均转运到高转运、高平均转运状态的变化可能是由于轻度的腹膜硬化或腹膜粘连（表9.2）。

**表9.1**　文献回顾

|  | Szeto et al.[6] | Cox et al.[14] | Troidle et al.[8] | Sahu et al.[15] | Ram et al. a[12] |
|---|---|---|---|---|---|
| 发表年份 | 2002 | 2006 | 2005 | 2003 | 2014 |
| 因难治性腹膜炎行导管拔除的时间/d | 10 | 6.6～8.9 | — | — | 5～6 |

续表

| | Szeto et al.[6] | Cox et al.[14] | Troidle et al.[8] | Sahu et al.[15] | Ram et al.[a][12] |
|---|---|---|---|---|---|
| 再启动腹膜透析的患者人数 | 51[b] | 42 | 88 | 再启动总人数：106；后续腹膜炎人数：50 | 31[c] |
| 再启动PD后随访周期/月 | 18.5±16.8 | 20±7.3 | 15.4±15.4 | 48 | 24 |
| Tenckhoff导管拔除至再置入的间隔时间(平均)/d | 40 | 成功组：10±5.9周；失败组：12±7.3周 | — | — | 50.4 |
| 再启动PD后技术失败的原因 | 严重的腹膜炎需要临时性血液透析 | 透析龄 | — | 患者年龄的增长 | 不明确原因 |
| 结局 | 2年患者生存率：80.3%，技术生存率：56.3% | 随访结束PD成功：23/42(54.7%)，PD技术失败：19/42(45.2%) | 随访12个月时，PD患者：37例(42%)；PD少于12个月：51例(58%) | 随访48个月时，PD患者65例(61.3%)；二次导管拔除：41例[e] | 规律随访期间无腹膜炎患者：13例(41.9%)；死亡患者：11例(35.4%)；超滤失败：1例(3.2%)；因难治性腹膜炎行导管拔除：6例(19.3%)。在6例因技术失败行导管拔除的患者中，PD持续时间为18.4±9.6个月[e] |

[a] 更多信息见正文。

[b] 在另外49例患者中，再置管失败主要由于术中发现腹膜硬化和肠粘连。

[c] 在另外7例患者中，再置管失败主要由于术中发现肠粘连。

[d] 该研究没有明确说明因腹膜炎行导管去除后再置管患者的结局。

[e] 此外，5例患者为二次置管后发生难治性腹膜炎再行第三次腹膜透析置管。第三次置管后PD的持续时间为13.2±5.0个月（范围6～18个月）。

表9.2 腹膜平衡试验（PET）

| 转运类别（D/P Cr 参考范围） | 首次 PD 的 PET（n=27） | 再启动 PD 的 PET（n=21） | 再启动 PD 的 D/P Cr（平均值 ±SD） |
|---|---|---|---|
| 低转运（0.34～0.49） | 1 | 2 | 0.45±0.05 |
| 低平均转运（0.50～0.64） | 17 | 9 | 0.50±0.06 |
| 高平均转运（0.66～0.81） | 9 | 7 | 0.72±0.01 |
| 高转运（0.82～1.03） | 0 | 3 | 0.88±0.01 |

D/P Cr，透析血肌酐比值。

在我们的研究中[12]，2 年随访结束后重新启动 PD 患者的技术生存率为77.41%（24/31），患者生存率为 67.72%（31 例中 21 例）。而 PD 人群总体的技术生存率和患者生存率均要优于重新启动组。在总体 PD 人群中，2 年随访结束后的技术生存率为 81.3%，患者生存率为 80.1%。在之前的研究中[6, 8, 14]，PD 再启动后的技术生存率波动在 42%～56.3% 之间。

## 9.2 结论

在印度，18%～20% 的 ESKD 患者选择腹膜透析作为肾脏替代治疗的方式。PD 导管的拔除通常参照标准指征。然而，由于患者或临床医生的决定或偏好，导管再置入和 PD 的延续并不成功。评估排除腹膜粘连后，再通过开放手术或腹腔镜技术再置入导管往往与较好的结局相关。导管拔除和再置入之间至少间隔 4 周。腹膜转运状态应定期评估，因为它会随着导管再置入而改变，这一点对于正确的 PD 处方至关重要。

## 9.3 要点

- 由于不可逆的腹膜损伤或患者或肾科医生的决策，大部分导管拔除的患者无法成功地重新启动 PD。
- 导管拔除和再置入术之间至少需要间隔 2～4 周的时间。
- 腹膜造影和计算机断层扫描可以用来评估腹腔是否粘连。
- 透析液在腹腔不均匀分布，且大部分集中在腹腔中部的几个部位，这提示存在腹腔粘连。
- 严重的腹膜炎、透析年份的增加和患者年龄的增长是预测技术失败的因素。

（栾弘 刘增英 译，罗从娟 校）

# 参考文献

1. Reddy YNV, Abraham G, Mathew M, Ravichandran R, Reddy YNV. An Indian model for cost-effective CAPD with minimal man power and economic resources. Nephrol Dial Transplant. 2011;26:3089–91.
2. Pérez-Fontán M, Rodríguez-Carmona A. Peritoneal catheter removal for severe peritonitis: landscape after a lost battle. Perit Dial Int. 2007;27:155–8.
3. Li PK, Szeto CC, Piraino B, et al. Peritoneal dialysis-related infections recommendations: 2010 update. International society for peritoneal dialysis. Perit Dial Int. 2010;30:393–423.
4. Mitra A, Teitelbaum I. Is it safe to simultaneously remove and replace infected peritoneal dialysis catheters? Review of the literature and suggested guidelines. AdvPerit Dial. 2003;19:255–9.
5. Choi P, Nemati E, Banerjee A, Preston E, Levy J, Brown E. Peritoneal dialysis catheter removal for acute peritonitis: a retrospective analysis of factors associated with catheter removal and prolonged postoperative hospitalization. Am J Kidney Dis. 2004;43:103–11.
6. Szeto CC, Chow KM, Wong TYH, Leung CB, Wang AYM, Lui SF, Li PKT. Feasibility of resuming peritoneal dialysis after severe peritonitis and Tenckhoff catheter removal. J Am Soc Nephrol. 2002;13:1040–5.
7. Fontán PM, Rodríguez-Carmona A, García-Naveiro R, Rosales M, Villaverde P, Valdés F. Peritonitis-related mortality in patients undergoing chronic peritoneal dialysis. Perit Dial Int. 2005;25:274–84.
8. Troidle L, Gorban-Brennan N, Finkelstein FO. Outcome of patients on chronic peritoneal dialysis undergoing peritoneal catheter removal because of peritonitis. Adv Perit Dial. 2005;21:98–101.
9. Krishnan M, Thodis E, Ikonomopoulos D, et al. Predictors of outcome following bacterial peritonitis in peritoneal dialysis. Perit Dial Int. 2002;22:573–81.
10. Digenis GE, Abraham G, Savin E, et al. Peritonitis-related deaths in continuous ambulatory peritoneal dialysis patients. Perit Dial Int. 1990;10:45–7.
11. Fried LF, Bernardini J, Johnston JR, Piraino B. Peritonitis influences mortality in peritoneal dialysis patients. J Am Soc Nephrol. 1996;7:2176–82.
12. Ram R, Swarnalatha G, Dakshinamurty KV. Reinitiation of peritoneal dialysis after catheter removal for refractory peritonitis. J Nephrol. 2014 Aug;27(4):445–9.
13. Gudit S, Sudhakar P, Ram R, Prasad N, Prabhakar VV, Dakshinamurty KV. Peritoneal scintigraphy in the diagnosis of adhesions. Perit Dial Int. 2010;30:112–3.
14. Cox SD, Walsh SB, Yaqoob MM, Fan SLS. Predictors of survival and technique success after reinsertion of peritoneal dialysis catheter following severe peritonitis. Perit Dial Int. 2006;27:67–73.
15. Sahu KM, Walele A, Liakopoulos V, Bargman JM. Analysis of factors predicting survival of a second peritoneal dialysis catheter. Adv Perit Dial. 2003;19:252–4.

# 第十章

# 腹膜炎相关死亡率

Gopalakrishnan Natarajan, Sheik Sulthan Alavudeen, and Shivakumar Dakshinamoorthy

F女士，32岁，自9岁起患有1型糖尿病，2018年被诊断为慢性肾脏病晚期，随访不规律。2022年7月，患者于一家基层医疗机构行腹腔镜下腹膜透析管置管术，开始持续不卧床腹膜透析（CAPD）。透析治疗约2周后，患者出现腹痛和发热。导管引流口有脓液分泌，透出液混浊。患者因容量负荷过重和肺水肿症状入住三级肾脏病专科医院。患者的腹膜透析液标本送检培养，并开始血液透析治疗。经验性予以腹腔内注射阿米卡星和万古霉素抗生素。培养结果显示感染大肠埃希菌、金黄色葡萄球菌和丝状真菌。随后静脉给予两性霉素B抗真菌治疗。

鉴于难治性腹膜炎，已将腹膜透析导管取出。尽管采取上述治疗措施，患者的病情仍持续恶化，于入院第7天死亡。

## 10.1 引言

腹膜炎是CAPD的主要并发症之一。腹膜炎不仅会增加患者CAPD的发病，同时也是导致患者死亡的重要因素。然而，腹膜炎相关死亡率（peritonitis-related mortality，PRM）的实际水平尚不明确，且在不同研究中存在较大差异。PRM的差异主要源于PRM定义的异质性以及所研究人群的不同。当患者于腹膜炎活动期发生死亡，将腹膜炎列为死因是毫无疑问的。然而，如果将由腹膜炎引发和持续的炎症环境导致的后续死亡归类为PRM是具有挑战性的。这类死亡同样也应被归类为PRM。

## 10.2 定义

以下是已发表研究中应用的一些不同的PRM的定义：

1. 根据肾病科医生的临床判断直接归因于腹膜炎的死亡［澳大利亚和新西兰透析和移植登记处（ANZDATA）］[1-4]。

99

　　2. 死亡发生于：①临床活动性腹膜炎阶段；②腹膜炎发作后在临床、微生物学和细胞学水平完全缓解的 1 周内；③在难治性腹膜炎需要取出导管的情况下，重新住院准备开始常规透析治疗（血液透析或腹膜透析）之前[5]。

　　3. 在抗生素治疗期间（通常 2～3 周）由任何原因导致的死亡，或在导管取出后暂行血液透析期间（通常 4 周后）导致的死亡[6]。

　　4. 腹膜炎发作后 30 天内发生的任何死亡。

　　第 4 条定义更为合适。Neil Boudville 等[7]采用巧妙的病例交叉研究设计，分析了腹膜炎与死亡率之间的关联性。研究对象为 1 316 名在澳大利亚和新西兰接受 CAPD 治疗的患者，他们于 CAPD 治疗期间或转为血液透析后 30 天内死亡。研究共记录到 1 446 例腹膜炎发作。研究者设置了两个时间窗口期，每个时间窗口期为 30 天，分别为死亡前 30 天及死亡前 6 个月。研究发现，与死亡前 6 个月的时间窗口相比，患者在死亡前 30 天的时间窗口内发生腹膜炎的风险增加了 6 倍。这一观察结果证实了腹膜炎对死亡率的影响，并为将 30 天作为评估腹膜炎对死亡率持续不利影响的合理时间窗口期提供了经验依据。

　　在该项研究中，在死亡前 30 天内曾发生腹膜炎的 250 名患者中，仅 69 名患者（27.6%）的直接死亡原因是腹膜炎。其余患者的死亡原因有所不同，包括心血管疾病、治疗撤离、非腹膜感染、脑血管疾病、肠梗阻、胃肠道出血和腹膜穿孔等。

## 10.3　与腹膜炎相关的死亡风险因素

　　多伦多西部医院开展了一项研究，分析导致腹膜炎死亡的危险因素。该研究纳入了 440 名 CAPD 患者发生的 636 例腹膜炎，共记录 16 例死亡。确认的 3 个主要危险因素为：①金黄色葡萄球菌和多重微生物感染；②延迟取出腹膜透析导管；③既往存在心血管疾病[8]。

　　印度一项研究发现，患有高血压、糖尿病及左心室功能障碍的患者一旦并发腹膜炎，其死亡风险会显著升高[9]。

　　多项研究结果显示，由金黄色葡萄球菌、真菌和多重微生物导致的腹膜炎患者死亡风险较高。

　　患者延迟就医（如上述病例所示）以及未能及时移除透析导管的难治性腹膜炎，是导致死亡的重要影响因素。

　　研究同时证实，高龄、女性、营养不良和抑郁症是 PRM 风险增加的相关因素[5]。

　　Hongjian Ye 等研究了腹膜透析治疗时间对与 PRM 的影响。该研究纳入了

1 321 名中位治疗时间为 31 个月的 CAPD 患者。结果显示在治疗时间超过 2 年的患者中,腹膜炎对死亡率的影响更为显著[10]。

最新一项研究发现,从腹膜透析转换为血液透析后的前 30 天患者死亡风险增高。该研究汇总了来自 21 个国家 4 个注册中心的数据。高龄、较长的腹膜透析治疗史以及由腹膜炎导致的转换均与死亡率增加显著相关[11]。

## 10.4　腹膜炎相关死亡的原因

文献报告显示,与腹膜炎相关的常见死亡原因如下:

1. 导致脓毒症的腹膜炎
2. 心血管死亡(心肌梗死、心力衰竭)
3. 脑血管事件
4. 非腹膜感染
5. 腹腔脏器穿孔
6. 肠梗阻

## 10.5　腹膜炎与心血管死亡率

对 2004—2011 年 BRAZPD Ⅱ队列(巴西国家研究)的分析显示,腹膜炎会增加 22% 的心血管死亡风险,且该风险随着腹膜炎发作次数的增加而逐渐升高[12]。

Hicham Cheikh Hassan 等[13]汇总了 ANZDATA 的数据,对 9 699 名接受CAPD 的患者进行了纵向队列研究。结果显示 4 353 名患者发生了 8 936 例腹膜炎。1 405 名患者死于心血管疾病(心肌梗死、心力衰竭、脑血管事件、主动脉瘤破裂等)。

与未经历腹膜炎发作的患者相比,经历过腹膜炎发作的患者心血管死亡率明显更高[分别为 58.2 和 33.5 例/(1 000 患者·年),$P<0.001$]。即使仅单次腹膜炎发作,也与心血管死亡风险增加显著相关[校正 HR(adjusted HR,aHR)1.31,95%$CI$ 1.17~1.47,$P<0.001$],且该风险随着腹膜炎发作次数的增加而逐渐升高。

腹膜炎导致心血管死亡风险增加的病理机制,主要归因于其引发的炎症反应。慢性肾脏病本身为一种持续的炎症加重状态,而 CAPD 患者还伴有其他心血管危险因素,如高脂血症、接触葡萄糖和体重增加等。

腹膜炎发作会引起局部和全身性炎症反应,加重患者的总体炎症负担。这种额外的急性炎症负担会带来短期和长期的心血管疾病和死亡风险。

## 10.6　预防腹膜炎相关死亡

预防 PRM 的重要策略包括：预防腹膜炎发作、早期诊断腹膜炎以及及时实施适当的抗菌治疗[14]：

1. 严格遵循国际腹膜透析学会相关指南，切实执行各项腹膜炎预防措施。

2. 采取适当措施，如患者培训、结肠镜检查和妇科手术前预防性使用抗生素、纠正低钾血症、避免使用 $H_2$ 受体拮抗剂以及抗生素治疗期间预防性使用抗真菌药物等，以预防腹膜炎。

3. 加强患者教育，使其了解腹膜炎的体征和症状，重视及时就医的重要性。

4. 确保采用规范的腹腔流出物培养技术，快速准确鉴定致病微生物。

5. 一旦发生腹膜炎，应立即按照指南开始经验性抗菌治疗。

6. 对于顽固性腹膜炎患者，须及时拔除腹膜透析导管。

7. 积极识别高血压、糖尿病、血脂异常、吸烟等心血管危险因素，优化其控制管理。

## 10.7　要点

- 腹膜炎是 CAPD 患者发病和死亡的重要影响因素。
- PRM 是指腹膜炎发作后 30 天内发生的任何死亡事件。
- 脓毒症和心血管事件是 PRM 的主要原因。
- 葡萄球菌性腹膜炎、真菌性腹膜炎以及多重病原体混合感染的腹膜炎与较高的死亡风险相关。
- 顽固性腹膜炎延迟拔除腹膜透析导管预示着更高的死亡风险。
- 严格执行腹膜炎预防措施，并优化心血管危险因素的控制和管理至关重要。

（沈学飞　徐翎钰　译，张伟　李宸羽　校）

## 参考文献

1. Barraclough K, Hawley CM, McDonald SP, Brown FG, Rosman JB, Wiggins KJ, Bannister KM, Johnson DW. Polymicrobial peritonitis in peritoneal dialysis patients in Australia: predictors, treatment, and outcomes. Am J Kidney Dis. 2010;14(55):121–31.

2. Burke M, Hawley CM, Badve SV, McDonald SP, Brown FG, Boudville N, Wiggins KJ, Bannister KM, Johnson DW. Relapsing and recurrent peritoneal dialysis-associated peritonitis: a multicenter registry study. Am J Kidney Dis. 2011;15(58):429–36.

3. Edey M, Hawley CM, McDonald SP, Brown FG, Rosman JB, Wiggins KJ, Bannister KM, Johnson DW. Enterococcal peritonitis in Australian peritoneal dialysis patients: predictors, treatment and outcomes in 116 cases. Nephrol Dial Transplant. 2010;16(25):1272–8.

4. Fahim M, Hawley CM, McDonald SP, Brown FG, Rosman JB, Wiggins KJ, Bannister KM, Johnson DW. Culture-negative peritonitis in peritoneal dialysis patients in Australia: predictors, treatment, and outcomes in 435 cases. Am J Kidney Dis. 2010;17(55):690–7.

5. Pérez-Fontan M, Rodríguez-Carmona A, García-Naveiro R, Rosales M, Villaverde P, Valdés F. Peritonitis-related mortality in patients undergoing chronic peritoneal dialysis. Perit Dial Int. 2005;25:274–84.

6. Szeto CC, Kwan BC, Chow KM, Law MC, Pang WF, Leung CB, Li PK. Repeat peritonitis in peritoneal dialysis: retrospective review of 181 consecutive cases. Clin J Am Soc Nephrol. 2011;24(6):827–33.

7. Boudville N, Kemp A, Clayton P, Lim W, Badve SV, Hawley CM, McDonald SP, Wiggins KJ, Bannister KM, Brown FG, Johnson DW. Recent peritonitis associates with mortality among patients treated with peritoneal dialysis. J Am Soc Nephrol. 2012;23:1398–405. https://doi.org/10.1681/ASN.201112113.

8. George E. Digenis, Georgi Abraham, et al, peritonitis-related deaths in continuous ambulatory peritoneal dialysis (CAPD) patients. Perit Dial Int. 1990;10:45–7.

9. Krishnaprasad D, Reddy YNV, Rohit A, Varma A, Mathew M, Revathy L, Nair S, Abraham G. Peritonitis-related deat–a retrospective studyanalysing causative factors in chronic peritoneal dialysis. Ind J Perit Dial. 2013;24:274.

10. Ye H, Zhou Q, Fan L, et al. The impact of peritoneal dialysis-related peritonitis on mortality in peritoneal dialysis patients. BMC Nephrol. 2017;18:186.

11. Nadeau-Fredette AC, Sukul N, Lambie M, et al. Mortality trends after transfer from peritoneal dialysis to hemodialysis. Kidney Int Rep. 2022;7:1062–73.

12. Pecoits-Filho R, Yabumoto FM, Campos LG, Moraes TP, Figueiredo AE, Olandoski M, et al. Peritonitis as a risk factor for long-term cardiovascular mortality in peritoneal dialysis patients: the case of a friendly fire? Nephrology (Carlton). 2018;23(3):253–8.

13. Cheikh Hassan HI, Murali K, Lonergan M, Boudville N, Johnson D, Borlace M, Chen JH. Association of Peritonitis with cardiovascular mortality over time in the peritoneal dialysis population, an ANZDATA registry study. Kidney International Reports. 2022;7:2388. https://doi.org/10.1016/j.ekir.2022.08.008.

14. ISPD Peritonitis guideline recommendations. 2022 update on prevention and treatment. Perit Dial Int. 2022;42(2):110–53.

# 第十一章
# 腹膜活检的适应证及进展

Anil Tarigopula, Yuvaram Reddy, N. V. Seethalekshmy, and Georgi Abraham

## 11.1　复发性腹腔积血

　　一位 68 岁慢性肾脏病（CKD）5 期女性在发生新型冠状病毒感染后，启动血液透析。由于她出现复发性血栓形成，因此改用为每天 3 次，每次 2L 腹膜透析液行持续不卧床腹膜透析（CAPD）。该患者自 2021 年 7 月置入鹅颈管时，腹膜活检显示无明显变化。由于她的肺影像学检查显示肺实质空洞、非空洞病变和多发性纵隔淋巴结，并曼图试验阳性和低氧血症，该患者被推测诊断为结核病。2021 年 8 月，她开始接受经验性 4 种药物抗结核治疗。上腹部切片及胸部至腹部 CT 连续切片显示腹膜后多发肿大淋巴结，并有干酪样征象。她继续进行 CAPD，维持良好的生活质量，同时接受持续 6 个月的 4 种抗结核药物治疗。2022 年 3 月 9 日起，患者出现血性透出液，她没有服用阿司匹林、氯吡格雷等抗凝血剂，她的凝血酶原时间和凝血情况正常。尽管腹腔内注射肝素反复清除腹腔积血，但腹腔积血持续存在，并伴有红细胞比容下降。腹部 CT 造影显示原子宫肌层有多发性低密度、低增强的病变替代了整个子宫肌层，肝脏、胰腺和腹膜中有多发性高密度病变。血性腹膜透析液培养出革兰氏阴性杆菌。CEA 为 6.5mg/L，仅略高于正常范围。腹膜腔腹腔镜检查显示肝叶和腹膜均有多个渗血的结节性病变。腹膜活检显示转移性腺癌伴坏死。患者其他检查无显著意义。停用 CAPD，拔出导管，患者通过颈静脉通路[1, 2]永久改行血液透析。该患者身体虚弱，体重 38kg，并患有转移性腺癌，因此向患者及家属解释了其预后不良。患者血压逐渐下降，且转为血液透析后不久，于家中死亡。我们报告了该患者治疗肺结核成功的病例，通过腹膜活检确诊为腹腔转移性腺癌导致复发性腹腔积血（图 11.1 和图 11.2）。

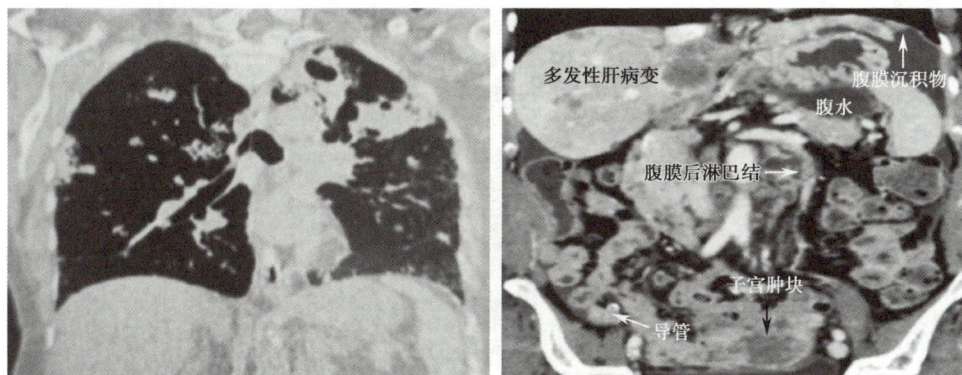

图 11.1　胸部和腹部 CT 显示空洞性和非空洞性肺病变，腹部脏器多发低密度转移病变

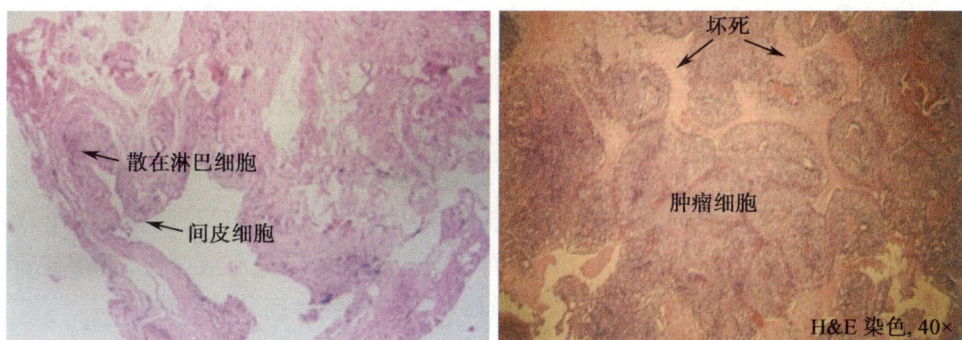

图 11.2　无腺癌和有腺癌的腹膜的组织学图

## 11.2　原发性膜衰竭

一位 87 岁的终末期肾脏病（ESKD）和华氏巨球蛋白血症的男性患者，在局部麻醉下经皮置入乔治和萨蒂什鹅颈双袖腹膜透析导管。在 2 周的适应期后，他开始启动 CAPD，方式为 2L 葡萄糖腹膜透析液每日行 3 次交换。由于没有超滤，他的体重继续增加。尽管使用了含高浓度葡萄糖的腹膜透析液缩短透析停留时间以增加超滤，他仍出现了液体超载。即使联合应用艾考糊精和高浓度葡萄糖腹膜透析液，患者仍无超滤并吸收了透析液。患者没有任何腹膜外渗漏的证据。停用腹膜透析 2 周，使腹膜休息，同时保证患者行血液透析。反复尝试 PD 失败后，患者拔除了导管，继续进行血液透析。在拔除导管时进行的腹膜活检显示腹膜广泛破裂。患者既往无腹膜炎或腹部手术史（图 11.3）。

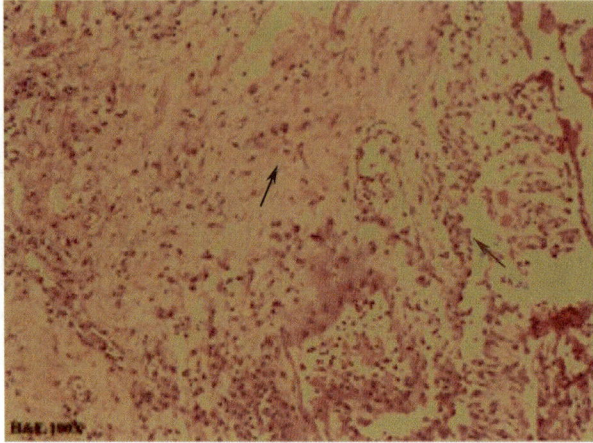

图 11.3　腹膜活检显示广泛的血流和新生血管形成的薄壁血管间皮衬里（黑色箭头）。腹膜活检行 Masson 三色染色示纤维化（褐色箭头）

　　一位 60 岁患有糖尿病肾脏病和 IgA 肾脏病的男性患者，采用 Tenckhoff 鹅颈双袖管置入 PD 导管。他既往无腹膜炎或腹部手术史。2 周适应期后，患者开始使用 2L 腹膜透析置换液行 CAPD，CAPD 每日 3～4 次。尽管给患者共 2 次为期 1～2 周的腹膜休息，但他没有任何超滤。患者后改用血液透析，取出导管并进行了腹膜活检（图 11.4）。腹膜活检显示腹胀和异物肉芽肿形成。

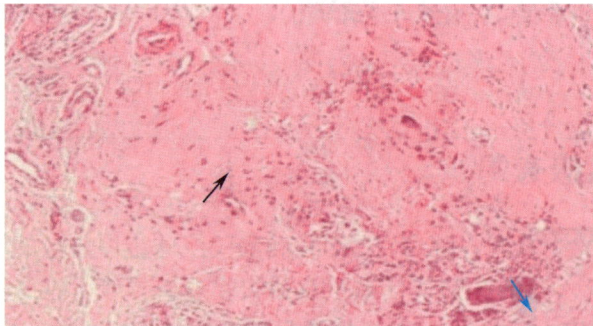

图 11.4　腹膜活检的苏木精和伊红染色示纤维化（黑色箭头）和异物肉芽肿（蓝色箭头）

## 11.3　腹膜结核

　　一位患有糖尿病肾脏病和心脏病的 55 岁女性患者置入 Tenckhoff 鹅颈双

袖管，并进行腹膜活检。她出现低热并伴有轻度腹水。腹膜活检显示上皮样肉芽肿伴朗格汉斯型巨噬细胞。胸部 X 线片显示右侧肺部根尖病变提示结核分枝杆菌感染，但痰中 AFB 涂片结果为阴性。结核菌素皮试呈强阳性。她开始服用四联抗结核药物，包括异烟肼、利福平、吡嗪酰胺和左氧氟沙星。她继续服用药物，后发热消退，但 PD 未启动。两周后，她出现心肌梗死并死亡。腹膜活检示肉芽肿性炎症，朗格汉斯型巨噬细胞和淋巴细胞浸润（图 11.5），提示结核感染[3]。

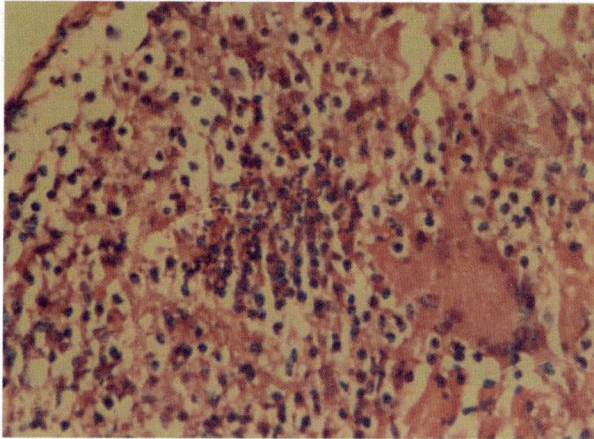

图 11.5　腹膜肉芽肿炎症伴朗格汉斯型巨噬细胞和淋巴细胞浸润提示结核分枝杆菌感染

## 11.4　硬化性腹膜炎

一位 65 岁的女性糖尿病肾脏病患者行 CAPD 2 年，CAPD 为应用 2.5% 2 L 腹膜透析液行每天 4 次交换，CAPD 为低平均转运。她在 CAPD 开始时出现了金黄色葡萄球菌腹膜炎，并得到了良好的治疗。

患者表现为透析有效流出道梗阻，梗阻持续 3 天。腹部 X 线片显示导管尖端毗邻骨盆。没有腹膜外渗漏的证据。通过小型剖腹手术，重新定位了导管位置，同时切除了盆腔内广泛的粘连，但患者并没有因此获益。腹膜活检发现纤维胶原结缔组织，其中包含浆细胞、淋巴细胞和中性粒细胞浸润。光镜诊断为局灶性坏死伴亚急性慢性炎症（图 11.6）。电镜发现间质纤维化，毛细血管基底膜增厚、层叠，内层腹膜增厚，间质内成纤维细胞、巨噬细胞增加，这与慢性纤维化腹膜病相符[4 6]（图 11.7）。

在重新开始腹膜透析后，患者出现腹腔出血和超滤问题，她继续进行间歇性血液透析。然而与我们之前的经验一样，腹膜休息可能会改变溶质运输特性，使溶质得到更好的运输和超滤（图 11.8）。

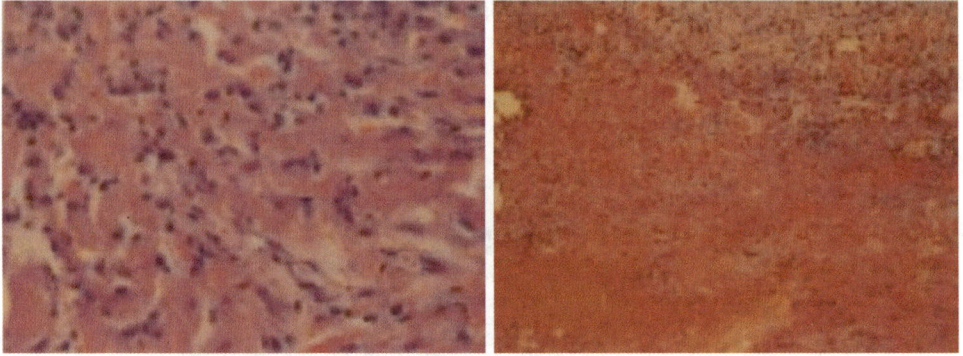

**图 11.6**　淋巴细胞、浆细胞、中性粒细胞、坏死和出血

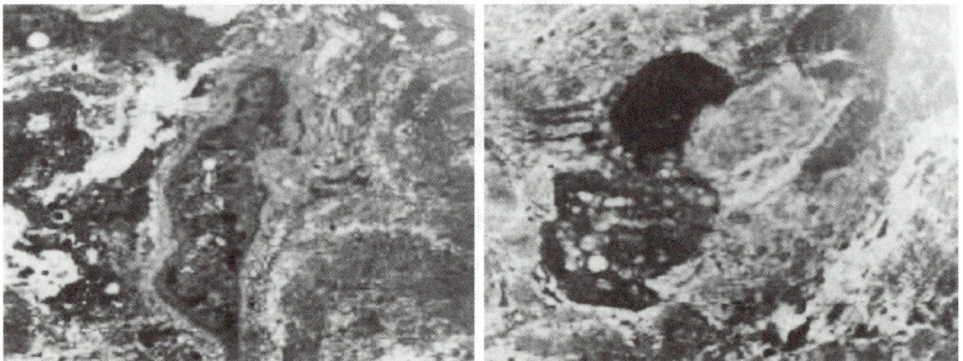

**图 11.7**　间质纤维化，毛细血管基底膜增厚并层叠，内层腹膜增厚

沙门菌腹膜炎拔除导管4周后的腹膜活检
间皮细胞被覆　　　　　　　　　　纤维化区域　　　　　　淋巴浆细胞浸润

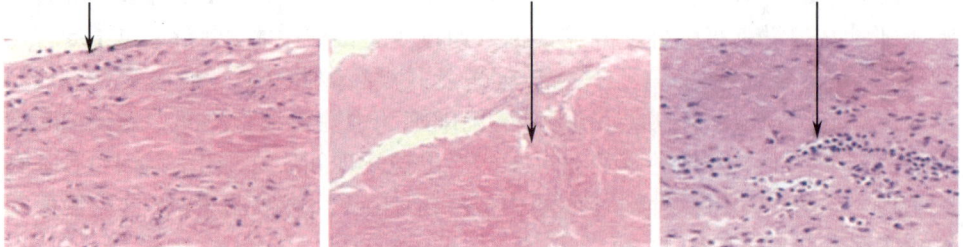

**图 11.8**　沙门菌腹膜炎迫使拔除导管后 4 周进行腹膜活检

## 11.5　讨论

　　腹膜腔的形成源自中胚层的浆膜，该浆膜由位于基底膜上的单层间皮细胞排列而成，间皮细胞层下区域分布着血管、成纤维细胞和淋巴管。壁层和脏层间皮之间由少量腹膜液润滑、分隔，间皮下层由结缔组织纤维支撑。腹膜是一个几乎连续的膜，覆盖在各个腹腔内脏和腹壁表面，总表面积约 $1\sim2m^2$。膈肌表面的腹膜占据了壁腹膜的大部分，主要负责功能性腹膜透析[7]。

　　腹膜作为人体的一种浆膜，其结构高度复杂。壁腹膜覆盖腹壁、膈肌、腹膜后脏器前表面和骨盆。脏腹膜包裹在肠和其他腹腔内脏器表面。腹膜还覆盖肠系膜，肠系膜中分布着血管、淋巴结、淋巴管和神经。大网膜由呈片状的前后两叶组成，该两叶前后表面均为间皮细胞层，其间主要有血管、脂肪组织。而淋巴管和淋巴结主要位于肠系膜内。

　　腹膜腔主要分为 4 个区域：肠系膜上方的肠上大囊、胃后方的胃后小囊、结肠两侧的左右结肠后区，以及容纳盆腔器官的骨盆区域。腹膜表面分布着各种气孔，这些气孔是相邻间皮细胞之间形成的深间隙，部分气孔被间皮细胞表面的微绒毛覆盖。气孔与富含丰富淋巴管丛的间皮下结缔组织相通，淋巴管丛可以将腹膜液和其中的微粒排出。腹膜和大网膜上的乳状斑点为类似肾小球毛细血管网的血管结构，这些结构可以使肾腔、血液和周围网膜组织之间进行液体交换。乳状斑点位于气孔的正下方，与巨噬细胞、T 淋巴细胞和 B 淋巴细胞以及浆细胞相关联。因此，腹膜作为选择性屏障，对细胞和体液的流动起着重要的调节作用。

　　在正常腹膜组织中，间皮细胞在横断面上的细胞形态薄且宽大。然而，剖腹手术中收集的腹膜冲洗液经过细胞学制备后，正常间皮细胞呈现明显的片状脱落，在显微镜下这些细胞具有丰富的透明细胞质，清晰的细胞边界，小而居中的细胞核，染色质分布均匀，核仁通常不明显。在正常生理状态下，间皮下层仅含有少量的细胞，其中主要是成纤维细胞。

　　在多种生理和病理反应中间皮细胞可表现出明显的增殖和增生性变化。在这些反应过程中，间皮细胞虽保持了相对丰富的细胞质，但细胞边界变得模糊。细胞核无论在绝对体积还是相对体积上通常都会增大。染色质变得致密且染色加深，核仁也更为明显。伴随着反应性间皮细胞的聚集，间皮细胞层的外缘呈现不规则的形态。细胞质内出现多空泡状结构，细胞可能出现退化变性、水肿。同时，间皮下层增生明显，出现明显增多的肌成纤维细胞、炎症细胞和毛细血管。

　　长期进行腹膜透析的患者可能会出现进行性的腹膜形态学改变，如腹膜退化。这些变化可通过在腹膜透析导管置入前和强制拔除时进行的腹膜活检进行对比观察。在进行腹膜活检时，为了避免组织学伪影的干扰，通常选择从远离腹膜透析导管置入点的壁腹膜取样。腹膜样本的采集过程中注意不要使用电刀，以免引起腹膜变形和收缩。取得的标本通常先在室温下以 10% 的中性甲醛溶液缓冲液固定，随后切成 3～4μm 厚的切片，用苏木精和伊红、黏蛋白、Masson 三色和针对特定病变的染色方法进行染色。

提示腹膜退化的形态学特征包括：①间皮细胞脱落；②间皮层下结缔组织增厚和硬化改变；③血管病变；④血管生成；⑤在现有的腹膜上形成新膜。间皮下结缔组织的厚度通常是指所谓的间皮层下致密区（submesothelial compact zone，SCZ）的厚度，该区域位于间皮细胞层与脂肪组织层之间。血管病变是通过测量毛细血管后微静脉的厚度来评估的，其正常大小范围为 25～50μm。评估血管病变的参数包括血管壁厚度、血管管腔狭窄程度以及血管内径与外径的比值（L/V比）。血管生成是通过在光镜下观察单位组织面积内微血管的密度来判断的。

正常腹膜表面会呈现出完整的间皮细胞层，其下是结构紧密的间皮层下致密区和深层脂肪层，这些结构均无明显的变形或收缩。包裹性腹膜硬化的患者腹膜活检表现为间皮细胞脱落，间皮下致密区明显增厚伴胶原组织变性，血管壁增厚，毛细血管腔闭塞以及毛细血管后微静脉或小动脉的钙化。

腹膜透析且伴有腹水、临床怀疑为感染性腹膜炎的患者也可进行腹膜活检以协助诊断。在细菌性腹膜炎的病例中，显微镜检查可见由淋巴细胞和浆细胞浸润的慢性炎症特征。活动性结核性腹膜炎患者可表现为腹膜上皮样肉芽肿性炎，伴朗汉斯巨细胞浸润，有或无组织坏死。在真菌性腹膜炎的病例中，腹膜活检可能会发现真菌微生物的存在。对恶性腹水患者进行腹膜活检可能会发现肿瘤细胞[8]。为明确病因学诊断，通常需要进一步开展微生物培养和分子学层面的深入研究。

使用恰当采集的腹膜活检样本对腹膜组织进行组织学分析，对于评估腹膜透析引起的腹膜损伤的存在和程度以及诊断包裹性腹膜硬化是必要的。在一些有腹水和临床疑似腹膜炎的病例中，腹膜活检可能会表现出炎症或感染病因的形态学特征。

腹膜透析的主要目的是清除溶质（尿毒症毒素）和过量液体（超滤）。腹膜炎时由于新生血管形成和腹膜纤维化，腹膜特性发生改变，由低转运和低平均转运状态变为高转运和高平均转运状态。而这种溶质转运失调和超滤变化可能只是暂时的，腹膜炎治疗一段时间后会有所好转，但如果是结核分枝杆菌、真菌、铜绿假单胞菌或金黄色葡萄球菌等引发的腹膜炎，情况将变得复杂。在这些严重的情况下，腹膜的继发性衰竭将导致患者不得不转为血液透析作为肾脏替代治疗方案。上述几个例子说明腹膜活检有助于判断患者在高转运状态下是否可以继续行腹膜透析（CAPD 或 APD）。对于既往无腹膜结核病史的原发性腹膜功能衰竭患者,进行腹部手术是非常罕见的。对腹膜组织行遗传学、蛋白质组学和代谢组学研究,可能有助于原发性腹膜功能衰竭的诊疗。

在针对腹膜活检的研究中,我们并未发现腹膜瘢痕形成与超滤量之间存在直接关联,这可能是由于抽样误差所致。如果在腹腔镜引导下进行永久性腹膜透析导管置入,采集多个腹膜活检样本并通过光学显微镜和电子显微镜仔细观察,可有望获取重要的组织学信息。

**腹膜纤维化作为超滤和溶质转运标记物的相关性研究**

一项前瞻性研究旨在观察患者腹膜纤维化及其他各种参数,包括纤维化程度,并对比分析 DKD 患者和无 DKD 患者的腹膜纤维化情况(图 11.9)。

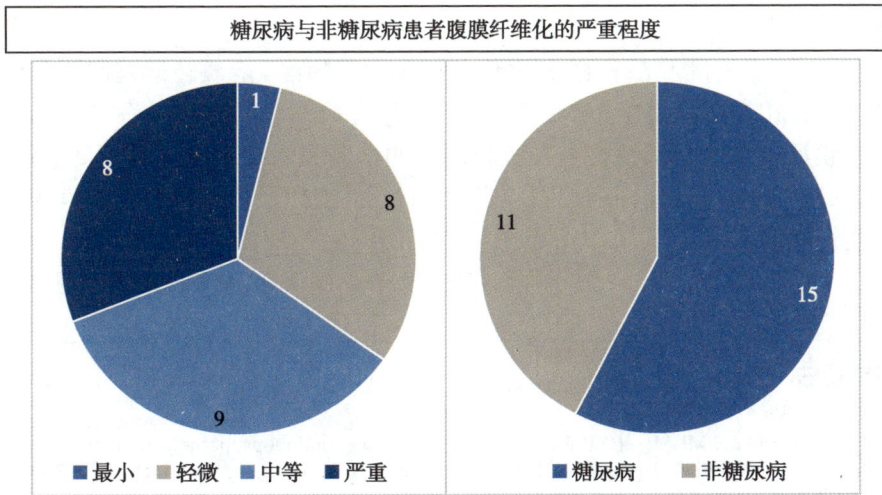

图 11.9　患者腹膜纤维化严重程度分布(*N*=26)、糖尿病与非糖尿病患者腹膜纤维化患病比例

对 26 例患者的每日超滤量和腹膜纤维化程度行散点图分析,结果显示两者之间并无显著的统计学关联(*P*=0.083 0)(图 11.10)。

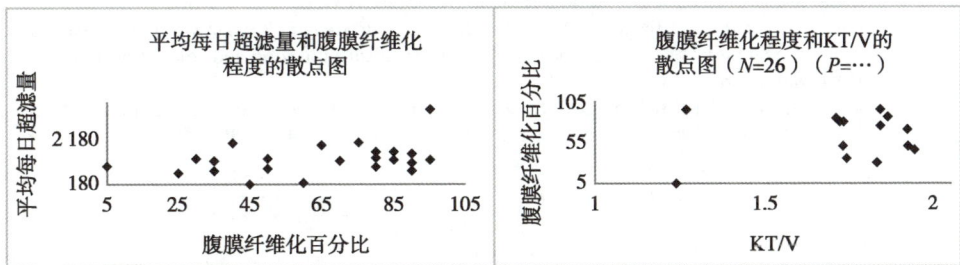

图 11.10　超滤量和 KT/V 的散点图

糖尿病组和非糖尿病组患者腹膜纤维化程度的平均分分别为 65 000 和 65 400，经 T 检验两组无统计学差异（$P=0.974$）。

## 11.6　要点

- 无论是在导管置入还是导管拔除时，进行腹膜活检都是一个相对简便的操作。
- 在腹膜炎发作后，对腹膜进行组织形态学检测将提供与腹膜功能（如转运状态）相关联的重要信息。
- 腹膜表面积高达 $1\sim2m^2$，采集到有典型病变的组织样本难度较大，可能导致漏诊。
- 对 26 例患者腹膜活检样本的研究并未发现超滤、溶质转运与腹膜纤维化之间存在直接相关性。
- 腹膜活检结合显微镜检查在腹膜病变的诊断和治疗中发挥着重要的作用，尤其对于结核分枝杆菌性腹膜炎、肿瘤性病变以及原发性和继发性腹膜功能衰竭的患者。

（王立婷　满晓朏 译，杨成宇　周斌 校）

### 参考文献

1. Hendricks PMEM, et al. Peritoneal sclerosis in continuous peritoneal dialysis patients: analysis of clinical presentation, risk factors and peritoneal transport kinetics. Perit Dial Int. 1997;17:136–43.
2. Rottembourg J, et al. Severe abdominal complications in patients undergoing CAPD. Eur Dial Int 1997: Transplant Assoc Proc. 1983;20:231–42.
3. Rohit A, Abraham G. Peritoneal dialysis related peritonitis due to Mycobacterium spp.: a case report and review of literature. J Epidemiol Glob Health. 2016;6:243–8.
4. Ingg T, et al. Peritoneal sclerosis in peritoneal dialysis patients. Am J Nephrol. 1984;4:173–6.
5. Korzets A, et al. Sclerosing peritonitis. Possible easily diagnosis by CT of the abdomen. Am J Nephrol. 1988;8:143–6.
6. Krestin GP, et al. Imaging diagnosis of sclerosing peritonitis and relation of radiological signs to the extent of the disease. Abdom Imaging. 1995;20:414–20.
7. Ghosh S, Yuvaraj A, Vijayan M, Raghava MR, Abraham Revathi L, Nair S. A correlative study of peritoneal biopsy depicting fibrosis as a marker of ultrafiltration and solute transport. Ind J Perit Dial. 2015;28:23–6.
8. Liu Y-H, Ma H-X, Ji B, Coa D-B. Spontaneous hemoperitoneum from hepatic metastatic trophoblastic tumor. World J Gastroenterol. 2012 Aug 21;18(31):4237–40.

# 第十二章
## 影像学在腹膜炎相关并发症诊断中的应用

Priya Masilamani, Chandrasekaran Venkatraman, Subramanian Jeyaraj, Georgi Abraham

## 12.1 临床病例

1．54 岁男性，既往有糖尿病伴有严重左室功能障碍病史，行持续不卧床腹膜透析（CAPD），因透析液流出受阻就诊。X 线片显示导管尖端向左侧腰椎区域迁移（图 12.1b）。天鹅颈导管的移位可能是由于大网膜捕获或便秘（图 12.1a）。他表现为腹部压痛和反跳痛，提示存在腹膜炎。外院肾病科医生认为腹腔内导管纤维血栓是导致流出受阻的原因。给予腹腔内注射链激酶 75 万单位无效，导致了腹腔内出血和血红蛋白下降。48 小时后患者出现高钾血症、急腹症和严重贫血。在拔除导管之前，患者死于脓毒症和腹腔内出血。治疗便秘使用了泻药、直肠点滴法灌肠或肥皂水灌肠。

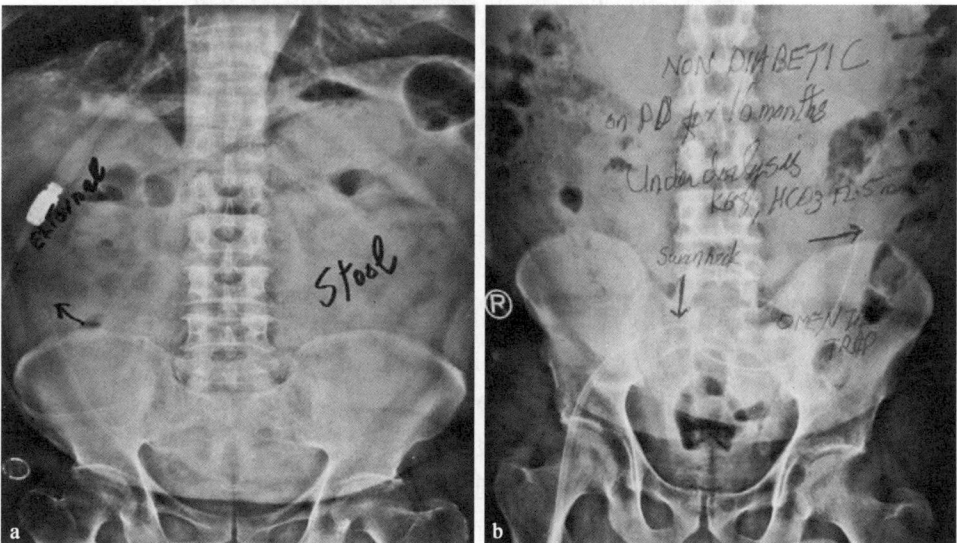

图 12.1 （a）腹部 X 线片显示由于便秘导管尖端位于右腰椎区域；（b）腹部 X 线片显示导管尖端移位至左腰椎区

2. 54 岁女性，CAPD 方式透析 17 年，因革兰氏阳性菌引起的腹膜炎给予腹腔注射抗生素治疗。既往 15 年前患有结核性腹膜炎，经过 18 个月治疗后治愈。该患者已无尿。4 年前因三级甲状旁腺功能亢进行甲状旁腺切除术。血肌酐 6.44mg/dl，白蛋白 3.49g/dl（34.9g/L），Hb 12.1g/dl（121g/L），白细胞计数 7 600cells/cu.mm.（7.6×10⁹/L），血小板计数 269 000cells/cu.mm.（269×10⁹/L），ESR 42mm/h，iPTH 129pg/ml，餐后 2 小时血糖 138mg/dl（7.7mmol/L），血钙 8.4mg/dl（2.1mmol/L），血磷 4.2mg/dl（1.4mmol/L）。

由于她的超渗率较低，我们完善了腹部 CT（图 12.2）结果提示腹膜呈线性钙化。由于这个意想不到的问题，患者改用一次 7.5%、2L 艾考糊精联合 3 次葡萄糖透析液透析方式。她在超渗、溶质去除和身体健康方面都做得很好。18 个月后，CAPD 运行良好。

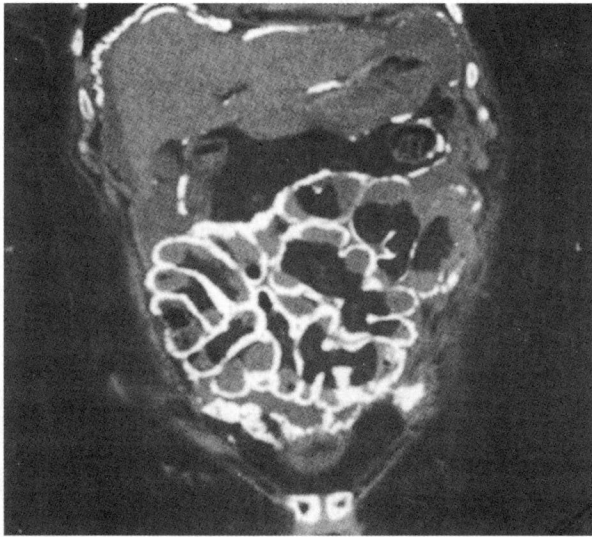

图 12.2　CT 显示腹膜壁层和内层有弥漫性线性钙化

3. 46 岁女性，非糖尿病患者，因铜绿假单胞菌腹膜炎拔除导管。给予间歇性血液透析，并再置入 Georgi and Sathish 天鹅颈永久腹膜透析导管。两周后，给予 2L 葡萄糖透析液重新启动 CAPD。在出口处有轻微的漏液。暂停透析。12 天后，她开始 CAPD。导管处超声检查显示无管周积聚或液体影，确保没有进一步渗漏（图 12.3）。在诊断导管隧道感染和疑似导管周围渗漏时，应定期进行导管隧道超声检查。这将有助于在有腹膜渗漏时暂时停止腹膜透析，或在没有腹膜周围渗漏的证据时继续腹膜透析。对隧道进行超声检查发现没有管周液体积聚可以排除重大渗漏和隧道感染。

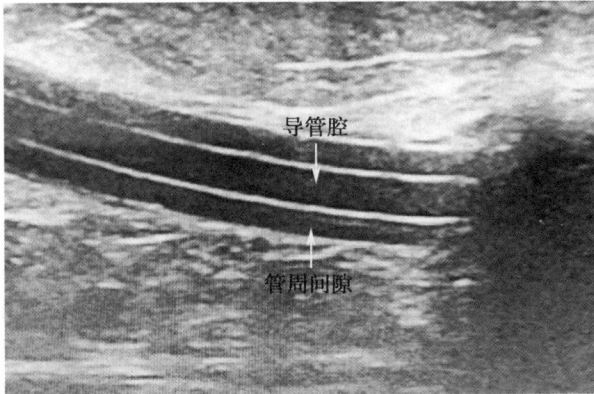

**图 12.3**　一个正常的导管隧道的超声图像

4. 77 岁男性,糖尿病患者,因合并终末期肾脏病置入 Georgi and Sathish 天鹅颈导管。在导管冲洗过程中,他感到右侧髂窝处疼痛。给予肥皂水灌肠治疗便秘。透析液中检出革兰氏阴性菌。腹部 CT 提示阑尾有较大的黏液囊肿(图 12.4),可能伴有微穿孔和腹膜炎,需要拔除导管,改为血液透析。

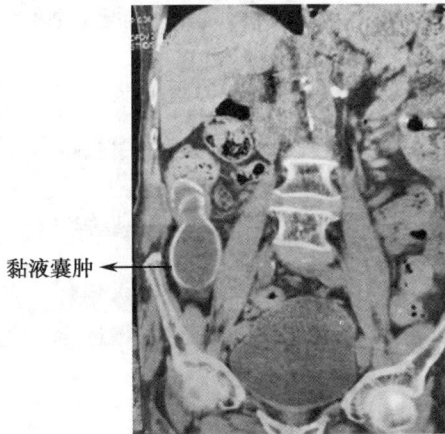

**图 12.4**　CT 显示阑尾黏液囊肿

5. 56 岁男性,非糖尿病患者,CKD 5 期,于 2017 年 5 月开始 CAPD。他每天使用 2L 1.5% 葡萄糖透析液透析。2018 年 6 月,患者出现左脐旁区进行性肿胀,查体示 5cm×5cm 的无压痛性肿块。腹部 CT 提示左脐旁区有一个延伸至左侧季肋区的积聚影,对肠袢产生质量效应(mass effect)(图 12.5)。尽管他没有发作腹膜炎,但被诊断为腹部假性囊肿。患者改为血液透析,假性囊肿自行消失。腹腔内液体形成囊肿环绕导管尖端可能导致导管功能障碍。囊肿内的液体是腹膜透析液。治疗方法是手术切除囊肿和移除腹膜透析导管。

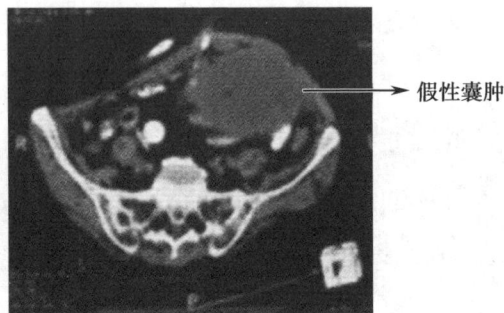

**图 12.5**　CT 轴向切片显示大的脐旁囊肿压迫肠袢

6. 一名 33 岁女性,系统性红斑狼疮引起的终末期肾脏病患者,规律血液透析治疗 3 年,因风湿性二尖瓣和三尖瓣反流导致充血性心力衰竭。在植入天鹅颈腹膜透析导管时发现腹腔积血。CT 对比显示有脾梗死和包膜破裂(图 12.6)。PCR 检测显示腹水结核分枝杆菌阳性。她开始接受 4 种抗结核药物治疗,包括异烟肼、吡嗪酰胺、利福平和环丙沙星,同时继续接受 CAPD[1]治疗。

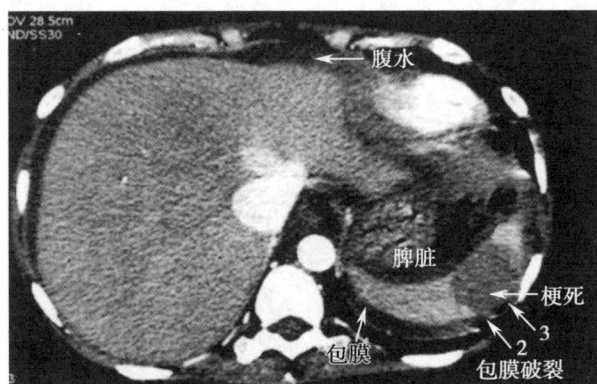

**图 12.6**　伴有包膜破裂与腹腔出血的脾梗死

7. 包裹性腹膜硬化症[EPS]是一种与腹膜透析的年限、腹膜炎的发作和暴露于高渗葡萄糖溶液有关的罕见的疾病。该病的临床病程通常被描述为前驱症状期、炎症期和包膜性肠梗阻期。该疾病的死亡率高达 50%。这里我们展示两名患者:一名 24 岁男性,CT 对比显示腹部多腔积液,腹膜钙化,腹腔内血肿(图 12.7);一名 55 岁女性,在 CAPD 2 年后接受了已故患者的供肾移植(图 12.8)。移植后 8 个月,患者出现亚急性肠梗阻。她接受了保守治疗。她出现了 3 次腹痛,均提示伴有肠梗阻存在。CECT 显示增厚的腹膜包裹着肠袢(腹茧症)以及腹壁下有气体,提示肠穿孔。腹腔镜检查显示腹膜硬化增厚,肠袢出现坏死。EPS 的发生率为 0.7%~3.3%。目前还没有明确的治疗方案[2]。

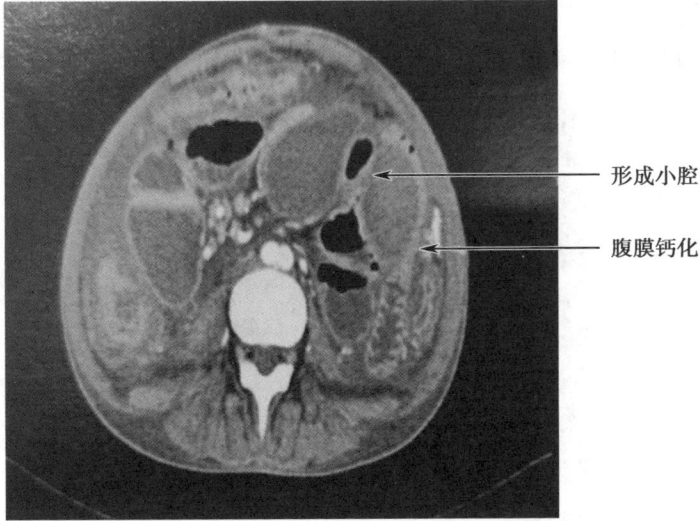

图 12.7　腹部 CT 对比显示多室聚集，腹膜钙化，腹腔内血肿

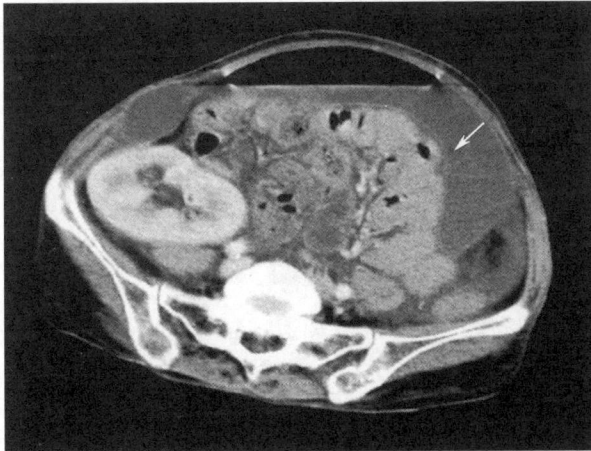

图 12.8　腹部 CECT 显示围绕肠袢的腹膜硬化（箭头），前腹壁下有气体，提示气腹

8. 有 1.6%～10% 的 CAPD 患者会发生胸膜腹膜瘘。患者表现为突然发生的呼吸困难、超滤减少和胸痛。有些人可能表现无症状或干咳。先天性膈肌缺损可以解释为什么右侧发生胸腔积液占多数，因为左侧的缺损被心脏和心包覆盖，因此很少发生渗漏。胸腔积液的危险因素包括腹膜炎。

这里，胸部 X 线片显示大量的右侧胸腔积液（图 12.9）。闪烁显影显示，注入 3mci 的同位素与 300ml 透析液混合液进入腹腔，同位素 $^{99m}$TC-MAA 渗漏。图像显示右侧胸膜腔内示踪剂的异常积累（图 12.10）。由于保守治疗措施失败，所以进行了腹腔镜下胸膜腹膜瘘管闭合（图 12.11）。近 60% 的患者在保守或介入治疗后能够恢复继续 PD。其余的则转为永久性的血液透析[3]。

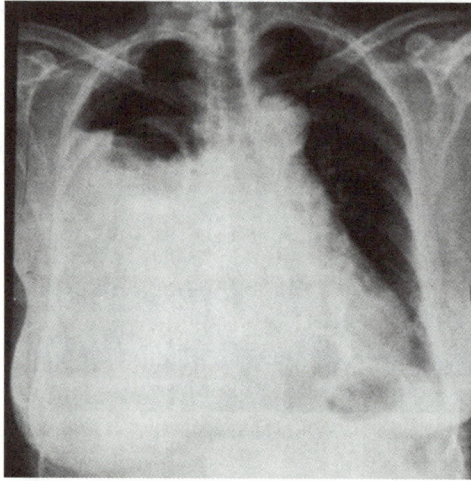

图 12.9　胸部 X 线片显示右侧胸腔积液

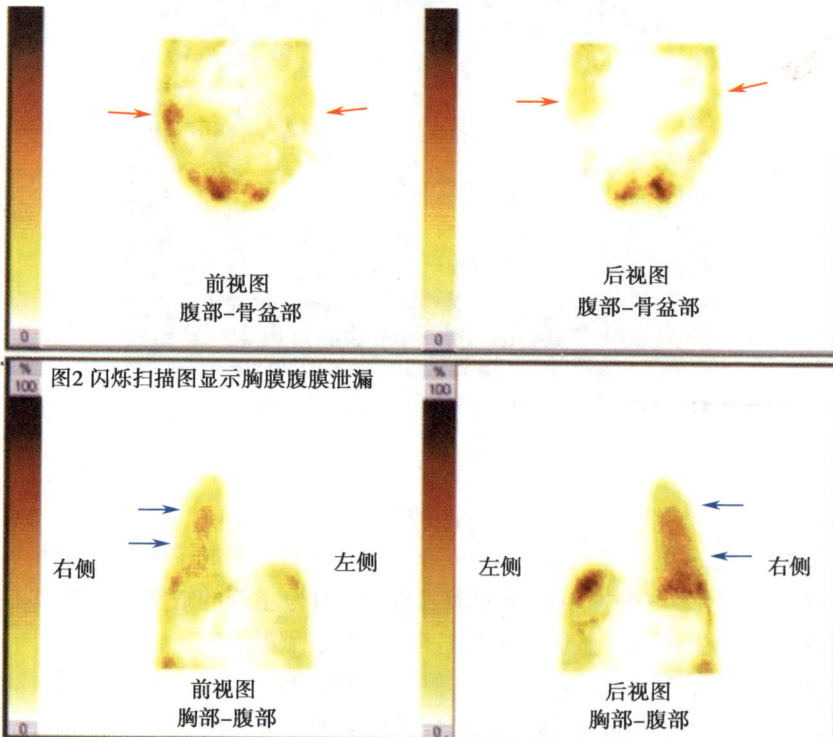

前视图
腹部–骨盆部

后视图
腹部–骨盆部

图2 闪烁扫描图显示胸膜腹膜泄漏

右侧　　　　　左侧

左侧　　　　　右侧

前视图
胸部–腹部

后视图
胸部–腹部

图 12.10　闪烁扫描图显示同位素泄漏至胸部右侧

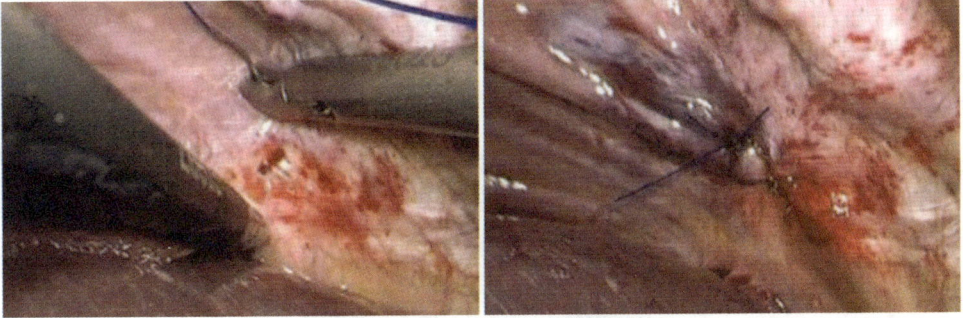

图 12.11　腹腔镜图片显示胸膜腹膜瘘及其闭合情况

　　9. 经历腹膜炎后，可能会出现导致超滤失败的生殖器水肿。一名 10 岁的男孩接受 CAPD 治疗已有 5 年，自 2004 年出现严重的生殖器水肿。在进行腹膜透析过程中，阴囊肿胀加剧。图 12.12 显示了双侧可复性波动性阴囊肿胀。在将 1.5% 葡萄糖腹膜透析液与 50～60ml 碘海醇充分混合后注入腹膜腔内，进行了腹部增强 CT 扫描。在患者行走 1 小时后，从膈肌到股骨上部三分之一的区域进行了 5mm 厚度的 64 层轴向 CT 扫描，重点关注阴囊区域。CT 扫描显示，含葡萄糖透析液的造影剂从双侧进入阴囊，证实了双侧阴囊水肿的原因是双侧腹膜鞘状突未闭（图 12.13）。孩子接受了手术治疗并完成了封闭。4 周后，他重新接受了 CAPD 治疗。生殖器水肿，即阴囊、大阴唇和阴茎的水肿，在连续性腹膜透析患者中的发生率为 10%。与女性相比，男性更常见生殖器水肿，这是因为男性腹膜鞘状突未闭的更多。在儿童中，这一发病率更高，高达 25%[4]。

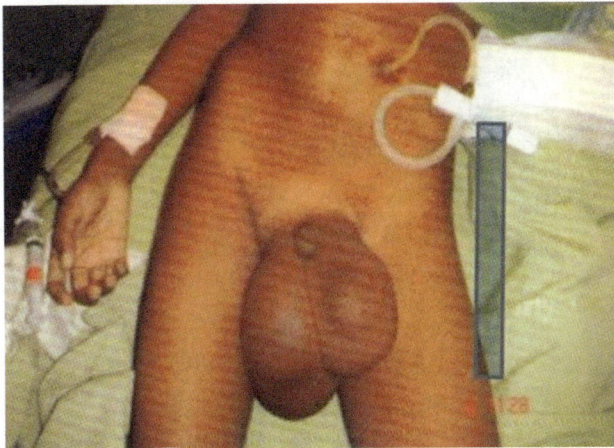

图 12.12　患有严重的生殖器水肿的孩子

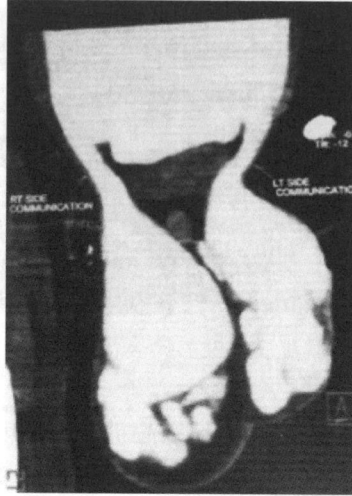

图 12.13　腹部 CT 扫描显示腹
腔内注入造影剂后显示双侧的
腹膜鞘状突未闭,透析液泄漏

　　10. 一位 45 岁的女士从 2013 年 10 月行 Tenckhoff 鹅颈导管置入手术后开始进行腹膜透析。她每天进行 3 次 2L 2.5% 葡萄糖腹膜透析液透析。3 周后,她出现超滤量减少并且体重增加了 2kg,腹部平片显示骨盆内有导管尖。几天后,体重再次增加了 3.8kg 并出现下腹部肿胀,提示透析液泄漏。腹部 CT 扫描显示左侧腹直肌有一个 4mm×4mm 的缺损(图 12.14),位于脐下左侧正中位置约 10cm,透析液通过此处向皮下层渗漏(图 12.15)。这种渗漏通过低容积透析液置换治疗,无需任何手术干预即可自行封闭。

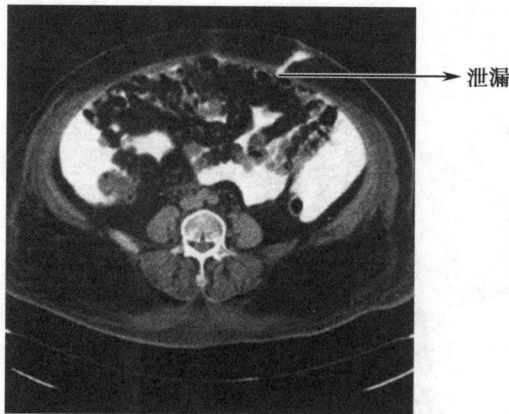

泄漏

图 12.14　显示腹部 CT 扫描,对比剂泄漏经
左侧腹直肌缺损处

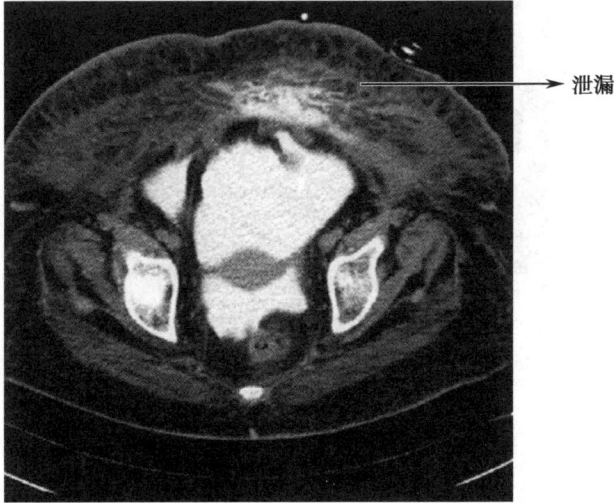

**图 12.15**　CT 扫描显示造影剂泄漏和皮下水肿

11. 一名 53 岁的高血压女性，每天进行 4 次 2L 葡萄糖腹膜透析液透析，在 2003 年发生了一次腹膜炎。透析液中培养出大肠埃希菌，她接受了每天一袋的腹腔内头孢唑林和头孢他啶治疗，但她没有好转。18 天后复查透析液时显示念珠菌感染，但没有大肠埃希菌。在第三天拔除了腹膜透析导管，并在静脉和口服氟康唑时转为血液透析。由于患者希望再次进行腹膜透析，并且没有持续腹膜炎的症状或体征，于是插入了一根双袖带鹅颈 Tenckhoff 导管。同时进行了腹膜活检。导管每隔一天用葡萄糖液冲洗一次，透析液中未检测到任何细菌或真菌，且排液清晰。

导管重新置入后两周，向腹腔内灌注了 2L 葡萄糖透析液。尽管进行了肠道灌洗和通便药物治疗，但仅排出了 600ml 的液体。对腹部进行了影像学检查。经腹腔灌注造影剂的高分辨率计算机断层摄影（high resolution computed tomography，HRCT）扫描显示导管尖端位于盆腔左侧，造影剂自由流入腹腔形成局部积液（图 12.16）。重复进行腹腔灌注 2 升液体后的 HRCT 扫描显示肠系膜纤维化、腹膜炎症和腹膜网增厚。第二天拔除了腹膜透析导管，患者转为永久性血液透析。

CT 扫描是诊断粘连的非常有用的工具，从而避免了腹腔镜检查。

12. 一名 35 岁女性在预防性抗生素和肠道准备后接受了鹅颈 PD 导管置入。KUB 检查显示导管尖端位于骨盆内。6 小时后，患者出现血尿以及尿量的增加。腹部超声检查显示导管尖端位于膀胱内（图 12.17）。膀胱增强 CT（图 12.18）显示造影剂从膀胱渗入透析导管，进而明确了导管置入过程中发生膀胱穿孔的诊断。与床旁盲插相比，经腹腔镜置管可避免此类并发症。所有接

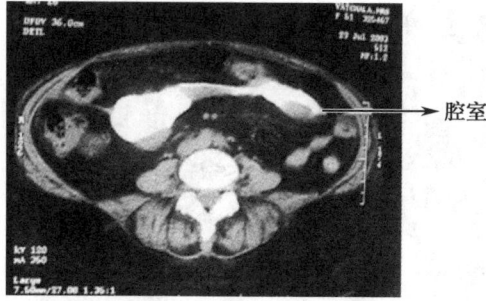

**图 12.16**　向腹腔注入造影剂后 CT 扫描显示造影剂流入腹腔并形成一个腔室

受永久或临时导管置入的患者都应在术前通过主动排尿或放置临时导尿管以确保膀胱完全排空。进行 PD 时,如有尿量增加应警惕膀胱穿孔风险。治疗措施包括取出 PD 导管,并留置导尿管一周[5]。

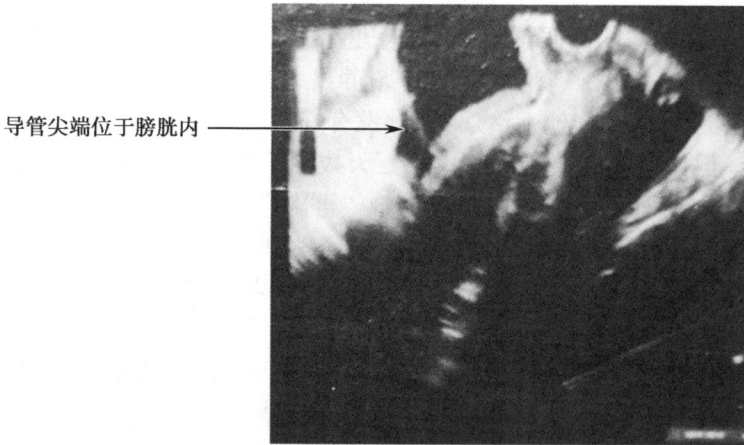

**图 12.17**　盆腔超声显示 PD 导管尖端位于膀胱内

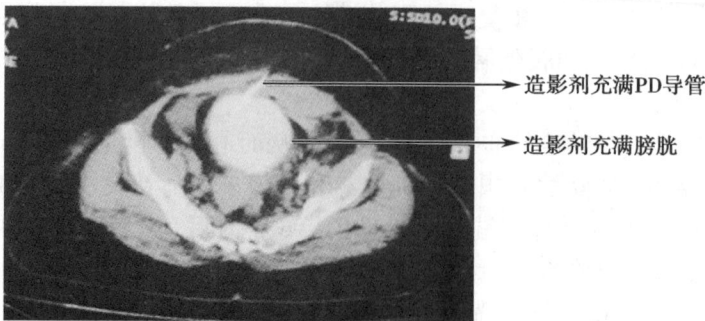

**图 12.18**　CT 膀胱造影显示造影剂从膀胱渗漏到 PD 导管

　　13. 一名 24 岁女性，行 CAPD 治疗，每日进行 3 次 2L 腹膜透析，出现复发性腹膜积血，未服用抗凝药物及抗血小板药物。CBC、凝血出血量均正常。最后一次操作后，患者出现下腹部疼痛，并伴有暗红色的腹腔积血。腹部 CT 显示盆腔内少量游离液体，腹膜后可见高密度影，提示血栓形成或腹腔积血（图 12.19）。右侧卵巢囊肿伴高密度病灶，提示囊肿内可能存在血栓。卵巢囊肿囊壁强化（图 12.20），并存在一信号中断区域，提示囊肿破裂并伴随继发性腹膜后积血。通过使用 500cc 含有 1 000cc 肝素的透析液频繁冲洗对患者进行处理[6]。

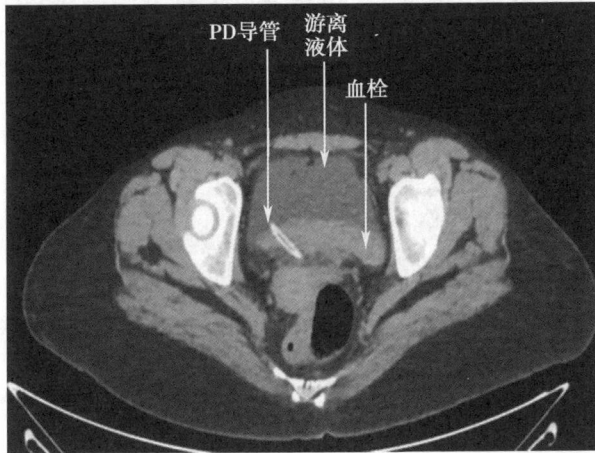

图 12.19　腹部 CT 平扫显示盆腔内少量游离液体伴血栓形成

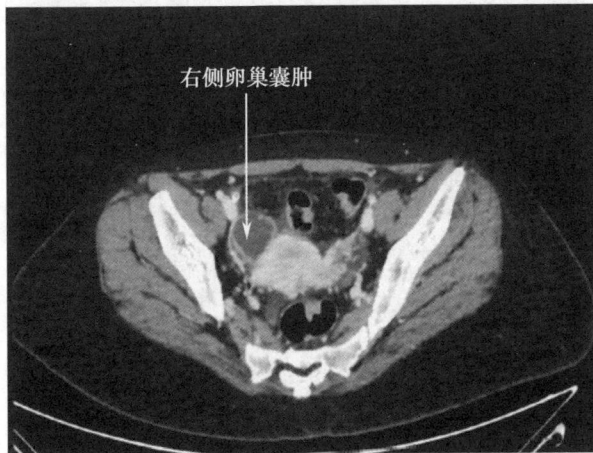

图 12.20　增强 CT 显示右侧卵巢囊肿壁强化

14. 一名 62 岁的男性患者在进行 CAPD 治疗期间，于 2020 年出现了腹膜炎和新型冠状病毒感染。重新置入 PD 导管，并重新开始进行 CAPD 治疗 18 个月后，患者再次出现腹膜炎，但细菌培养结果为阴性。腹腔内给予碳青霉烯和阿米卡星后，患者仍出现了严重的代谢性酸中毒和休克症状。腹部 CT 检查显示，肠系膜上动脉血栓引起小肠缺血和梗阻（图 12.21）。患者出现了肠坏死的特征，如肠壁强化程度减低、肠腔积气（图 12.22）、肠系膜气肿和门静脉气体。紧急剖腹探查发现，患者小肠广泛缺血，约 105cm 小肠已经坏死，因此进行了小

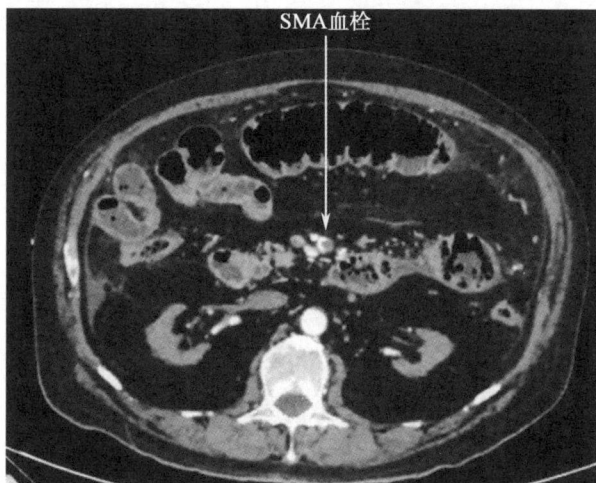

图 12.21    增强 CT 显示 SMA 血栓形成

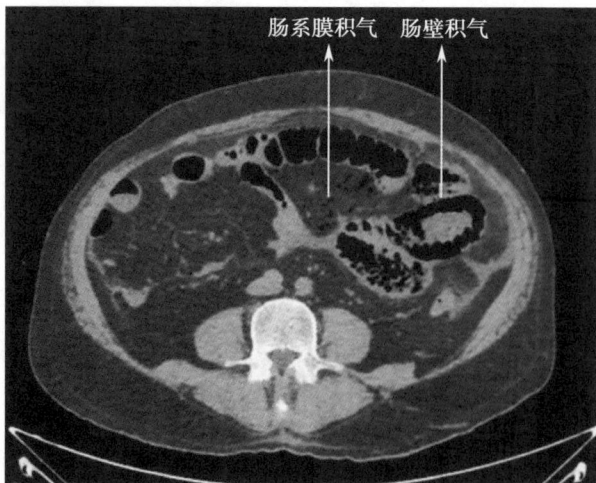

图 12.22    CT 平扫显示小肠祥扩张伴肠系膜及肠壁积气

肠切除和吻合手术。完善凝血功能检查，并应用肝素及华法林治疗。腹水培养显示大肠杆菌感染。心脏二维超声检查结果正常，仅发现左心室肥厚。患者目前仍进行维持性血液透析治疗。

## 12.2　要点

影像学在 PD 相关并发症的早期诊断中发挥着重要作用。

超声检查是评估导管周围漏液和感染的一种简单无创技术。

胸部 X 线片和腹部 X 线片是诊断胸腔积液和评估腹腔导管位置的重要筛查工具。

CT（有无腹腔造影剂）不仅有助于排查腹膜病变、粘连、穿孔和漏液，而且有助于预后的评估。

（解晓雨　李天阳　李宸羽 译，车琳　刘一帆 校）

## 参考文献

1. Blake P, Abraham G, Vas SI, Mathews RE, Oreopoulis DG. Splenic abscess and peritonitis in a CAPD patient. Perit Dial Int. 1989;9:73–4.
2. Moinuddin Z, Summes A, Van Dellen D, Augustine T, Herrick SE. Encapsulating peritoneal sclerosis–a rare but devastating peritoneal disease. Front Physiol. 2015;5:470.
3. Abraham G, Shoker A, Blake P, Orepoulos DG. Massive hydrothorax in patients on peritoneal dialysis. A literature review. Advances in CAPD. Adv Perit Dial. 1988;4:121–5.
4. Abraham G, Blake P, Mathews RE, Izatt S, Oreopoulos DG. Genital swelling as a surgical complication of CAPD. Surg Gynecol Obstet. 1990;170:306–8.
5. Ounissi M, Sfaxi M, Fayala H, Abderrahim E, Abdallah TB, Chebil M, et al. Bladder perforation in a peritoneal dialysis patient. Saudi J Kidney Dis Transpl. 2012;23:552–5.
6. Fraley DS, Johnston JR, Bruns FJ, Adler S, Segel DP. Rupture of ovarian cyst: massive hemoperitoneum in continuous ambulatory peritoneal dialysis patients: diagnosis and treatment. Am J Kidney Dis. 1988 Jul;12(1):69–71. https://doi.org/10.1016/s0272-6386(88)80075-1.

# 第十三章
# CAPD 相关腹膜炎患者的营养评估与管理

N. Vijayashree, Geroge Kurian, and Kamyar Kalantar-Zadeh

患者，女，51 岁，患有高血压，无糖尿病，诊断为终末期肾脏病，行持续不卧床腹膜透析（CAPD）治疗 17 年。既往患者因甲状旁腺增生行甲状旁腺切除术，15 年前患结核性腹膜炎。此次因华纳葡萄球菌（*Staphylococcus warneri*）感染引起的腹膜炎就诊。检查结果显示，血红蛋白 7.9g/dl，血清白蛋白 1.9g/dl，血钾 2.2mmol/L，碳酸氢盐 28mmol/L。根据国际腹膜透析学会（ISPD）指南，行腹腔内抗感染治疗。营养评估显示身体质量指数（body mass index，BMI）18.9kg/m²，体成分分析显示：骨骼肌质量（skeletal muscle mass，SMM）15.1kg（正常范围：19.3~23.5kg），软瘦体重（soft lean mass，SLM）28.8kg（正常范围：33.4~40.8kg），去脂体重（fat free mass，FFM）31.2kg（正常范围：35.4~43.3kg），身体细胞质量（body cell mass，BCM）18.8kg（正常范围：23.1~28.3kg）。主观整体评估（subjective global assessment，SGA）提示食欲缺乏、身体功能受限、腹泻和代谢需求增加导致的严重营养不良。饮食摄入量为每天 772kcal 和 22g 蛋白质，因为长期腹膜炎加重营养不良，营养状态为急需营养支持。营养计划为每天摄入 1 800kcal[35kcal/（kg·d）]和 70g 蛋白质[按理想体重 1.5g/（kg·d）计算]。起初进行口服营养支持以改善营养摄入，能量和蛋白质摄入量增加到 1 200kcal 和 30g，无法满足需求。由于腹泻和腹胀，口服进食无法达到推荐膳食摄入量（recommended dietary allowances，RDA），于是通过间歇性血液透析期间的透析内肠外营养（intradialytic parenteral nutrition，IDPN，每次 986ml，每周 2 次，持续 4 周），提供额外的 1 100kcal 和 50g 蛋白质。至此，患者的总摄入量达到了 2 000kcal 和 80g 蛋白质，符合 RDA 要求，同时补充了微量营养素。患者的营养状态有所改善，通过口服营养支持能够满足推荐的热量和蛋白质需求。随访期间，SMM 逐渐增加到 16kg，SLM 增加到 29.7kg，FFM 增加到 32.1kg，血清白蛋白从 1.9g/dl 增加到 3.4g/dl（图 13.1）。目前，患者体重为 52kg，生活质量良好。腹膜透析方案调整为每天 2L 艾考糊精和 4L 7.5% 腹膜透析液。患者未再出现腹膜炎。

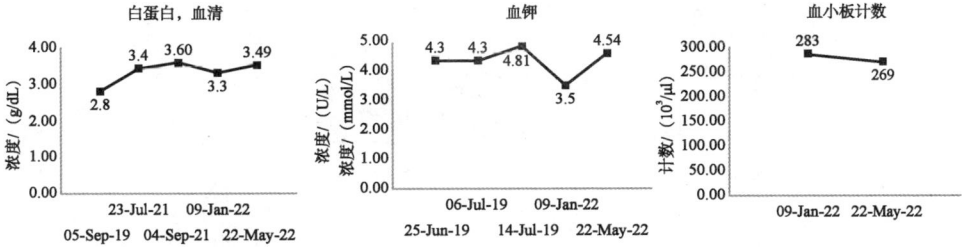

图 13.1　生化指标分析

　　这位印度最长寿的居家腹膜透析患者曾患有与腹膜透析相关的结核性腹膜炎,通过强化营养治疗、专业饮食指导、完善的透析方案、家庭支持和患者的积极态度,已经恢复了良好的营养状况(图 13.2)。

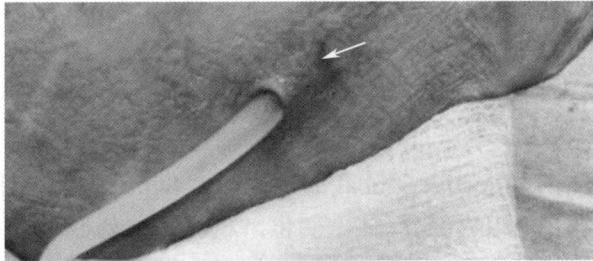

图 13.2　皮下脂肪丧失和远端袖带突出

　　患者,女,42 岁,行 CAPD 治疗 5 年,合并大肠杆菌性腹膜炎。强化营养支持后,血清白蛋白由 2.9g/dl 增加为 3.8g/dl。图 13.2 显示该患者皮下脂肪丧失和远端袖带突出,表明存在蛋白质 - 能量营养不良(protein energy malnutrition, PEW)。

## 13.1　营养评估与护理

　　营养状况对 CAPD 患者腹膜炎的管理有较大影响,持续的营养不良会由于低钾血症、低白蛋白血症、低磷血症和缺乏免疫相关的营养支持而致腹膜炎恶化。由于炎症和抗生素的使用,长时间的隧道感染也会加重营养不良。在长期腹膜炎的患者中,PEW 尤为显著。对 CAPD 患者进行早期的营养评估和营养支持可能会改善整体预后。如图 13.3 所示,有许多关于慢性肾脏病和透析患者的营养评估和营养管理指南,目前没有单一的测量或评估方法可以确定营养不良的存在,因此推荐使用一系列的人体测量和生化指标[1]。

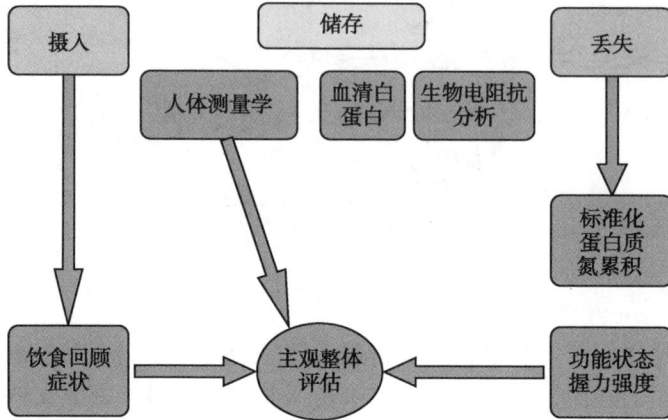

**图 13.3** 营养评估和管理

## 13.2 主观整体评估

主观整体评估（subjective global assessment，SGA）是一种评估营养状况的工具，包括病史的 5 个组成部分（体重变化、饮食摄入、胃肠道症状、身体功能和代谢需求）以及体格检查的 3 个组成部分（脂肪和肌肉消耗的迹象、与营养相关的液体平衡变化）。

SGA 是评估 PEW 的有效和可靠工具。在许多临床研究中，单次 SGA 评估提示营养不良与住院率和死亡率相关。因此，自 2000 年以来，美国肾脏病基金会所属"肾脏病预后质量倡议"（Dialysis Outcomes and Quality Initiative）已推荐使用 SGA 来评估透析患者的营养状况。

## 13.3 营养不良炎症评分

营养不良炎症评分（malnutrition inflammation score，MIS）是 SGA 针对透析患者的修改版本。如表 13.1 所示，分为 0～30 分，以诊断 PEW 和炎症。SGA 的七个组成部分以及额外的 BMI、血清白蛋白和总铁结合力都是有效的工具。通过将每个项目的分数相加得到总评分，最后将它们分为以下几类[2]：

**表 13.1** MIS 评分量表[3]

| 分类 | MIS 评分 |
| --- | --- |
| 营养正常 | 0～2 |

续表

| 分类 | MIS 评分 |
|------|---------|
| 轻度营养不良 | 3~5 |
| 中度营养不良 | 6~8 |
| 重度营养不良 | >8 |

## 13.4　人体测量

人体测量是用于确定肌肉质量和体脂量的客观测量方法,无创,易于操作。测量项目包括身高、体重、BMI、皮褶厚度、BCM、脂肪褶皱、臀围和腰围。由于在 3~4 周内变化不明显,需定期重复测量以进行纵向评估。

## 13.5　身体质量指数

BMI 用于大致分类一个人的体重状况,包括体重过轻、正常体重、超重和肥胖。成年人的 BMI 主要分类如下(表 13.2):体重过轻(低于 18.5kg/m²),正常(18.5~24.9kg/m²),南亚人群为(18.5~22.9kg/m²),超重(25~29.9kg/m²),以及肥胖(≥30kg/m²)。在应用于腹部肥胖、身材矮小、高肌肉量和肌肉减少症的人群时,BMI 在解释上有局限性。

表 13.2　2020 年 WHO BMI 分类标准[3]

| BMI= 体重( kg )/ 身高( m² ) | |
|------|------|
| 分类 | 亚洲人群 BMI/( kg/m² ) |
| 体重过轻 | <18.50 |
| 重度消瘦 | <16.00 |
| 中度消瘦 | 16.00~16.99 |
| 轻度消瘦 | 17.00~18.49 |
| 正常 | 18.50~22.99 |
| 超重 | ≥23.00 |
| 肥胖前期 | 23.00~27.99 |
| 肥胖 | ≥27.00 |
| 肥胖 I 级 | 27.00~30.99 |
| 肥胖 II 级 | 30.00~34.99 |
| 肥胖 III 级 | ≥34.00 |

**体重减轻百分比**

非意图性体重减少，被认为是营养不良的危险因素（表 13.3）。

表 13.3　体重减轻百分比

| 体重减轻 %=( 常规体重 − 当前体重 )/ 常规体重 ×100 | | |
| --- | --- | --- |
| 时间 | 显著体重减轻 /% | 严重体重减轻 /% |
| 1 周 | 1%～2% | >2% |
| 1 个月 | 5% | >5% |
| 3 个月 | 7.5% | >7.5% |
| 6 个月 | 10% | >10% |

## 13.6　皮褶厚度

皮褶厚度（skinfold thickness，SFT）测量（图 13.4）是一种简单、非侵入性的体脂估算方法，适合所有年龄段（包括新生儿期）。它可以测量身体不同部位的皮下脂肪厚度，并将其与长期收集的身体多个部位的百分位数标准进行比较。其中，使用卡尺测量肱三头肌、肱二头肌、肩胛下和髂嵴上的 SFT 最为常见（图 13.5）。

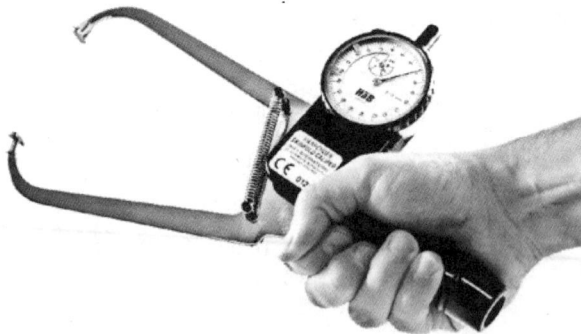

图 13.4　哈彭登卡尺

以下是通过 SFT 测量评估皮下脂肪厚度最常用的 9 个解剖部位：

（a）胸部或胸肌皮褶：男性测量时取对角褶皱于腋窝和乳头连线的中点处。女性测量时取对角褶皱于腋窝到乳头方向的 1/3 处。

（b）腋中线：在腋窝中心向下延伸的腋中线上取垂直褶皱测量。

（c）髂嵴上或侧面：在髂嵴前上缘处取斜形褶皱测量。

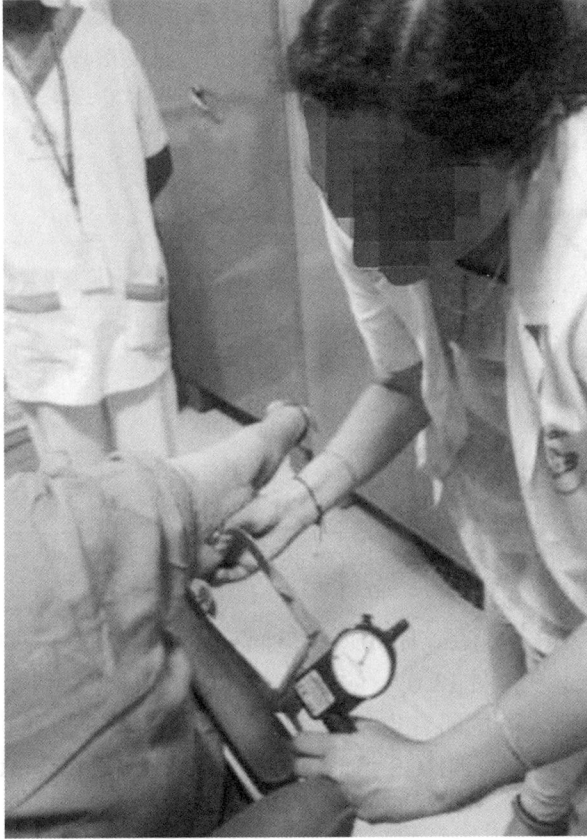

**图 13.5** *肱三头肌皮褶厚度*

（d）腹部：在脐中点两侧 3cm、脐下 1cm 处取水平皱褶测量。

（e）股四头肌或大腿中部：在膝盖和股四头肌肌腹最高点的中间位置取垂直褶皱测量。

（f）肱三头肌：在肩峰和鹰嘴之间取垂直褶皱测量。

（g）肱二头肌：在肱三头肌皮褶的同一水平线上取肱二头肌中段的垂直褶皱测量。

（h）肩胛下：在肩胛下角下方取斜形褶皱测量。

（i）小腿内侧：将足部平放于升高的平面上，膝盖屈曲呈 90°。在小腿内侧最宽处取垂直褶皱测量[4]。

## 13.7　中上臂肌肉周长

中上臂肌肉周长用于估计体蛋白质储备量（骨骼肌肉量）和体脂储备量。

中上臂肌肉周长（mid-arm muscle circumference，MAMC）的测量需要依据中上臂周长（mid-arm circumference，MAC）和肱三头肌皮褶厚度（triceps skinfold，TSF）计算得出。中上臂肌肉量可较好地反映去脂体重，用于估算上臂脂肪面积。其临界值见表 13.4[5]。

表 13.4　中上臂肌肉周长临界值

| MAMC=（MAC）-（TSF×3.14） | |
| --- | --- |
| 营养不良程度 | MAMC（mm） |
| 中度 | <185mm |
| 重度 | <160mm |

## 13.8　握力

握力（hand grip strength，HGS）是一种简单的床旁测试，已被证实与 CAPD 患者的去脂体重相关（图 13.6）。它反映了体内的肌肉总量，并可预测生存状况。一些针对普通人群的研究也报告了较低 HGS 与营养不良状态之间的相似关联。近期的证据还表明，HGS 可能是评估残疾、发病和死亡风险的强有力预测指标[4]。

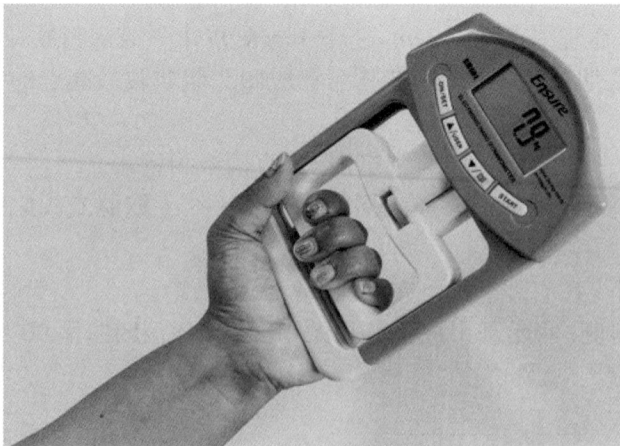

图 13.6　握力测力计

　　HGS 还与肘部屈肌力、膝伸肌力和躯干伸肌力相关，因此可大致反映肌肉量。测试时要求患者用非动静脉内瘘手尽最大力量握紧，重复测量 3 次，并记录平均值（单位：kg）[4]。

## 13.9　身体成分测量

　　人体由水分、蛋白质、矿物质和体脂组成，这些总和构成了体重。身体成分测量（body composition measures，BCM）被认为是最可靠的工具，有助于测量体脂率、去脂体重、骨骼肌肉量、矿物质量、总水分、细胞内液（intracellular water，ICW）、细胞外液（extracellular water，ECW）、体细胞总量、上臂肌围、内脏脂肪面积和基础代谢率。通过在肢体末端通电测量电压，就可获得每个部位的阻抗值（图 13.7、图 13.8 和图 13.9）。

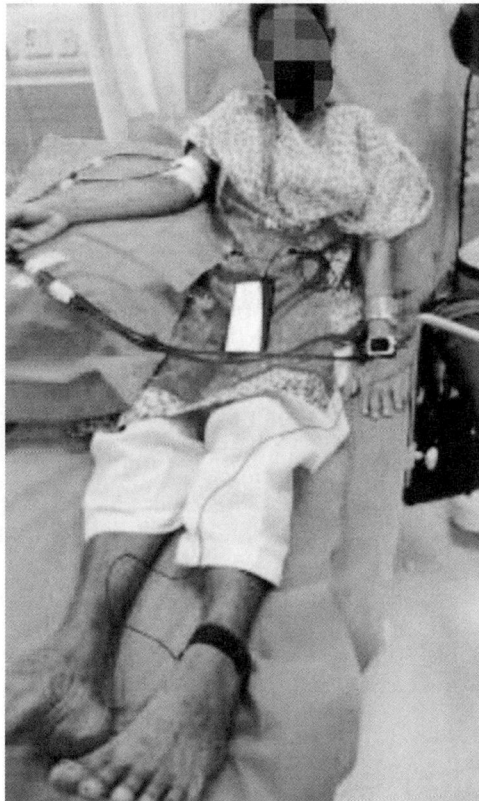

图 13.7　测量身体成分

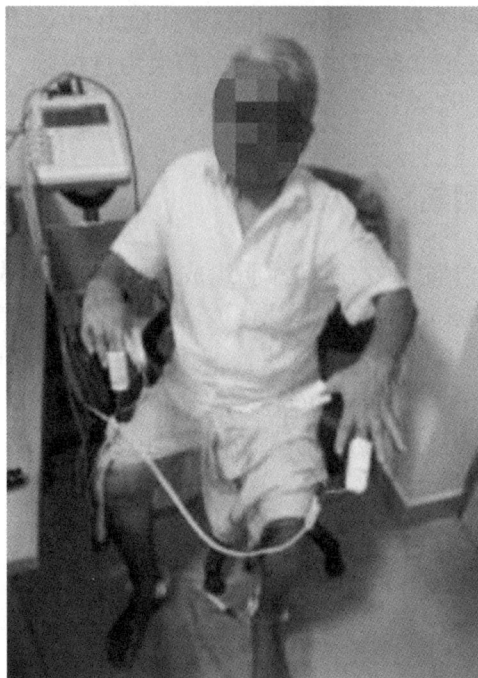

图 13.8　测量身体成分

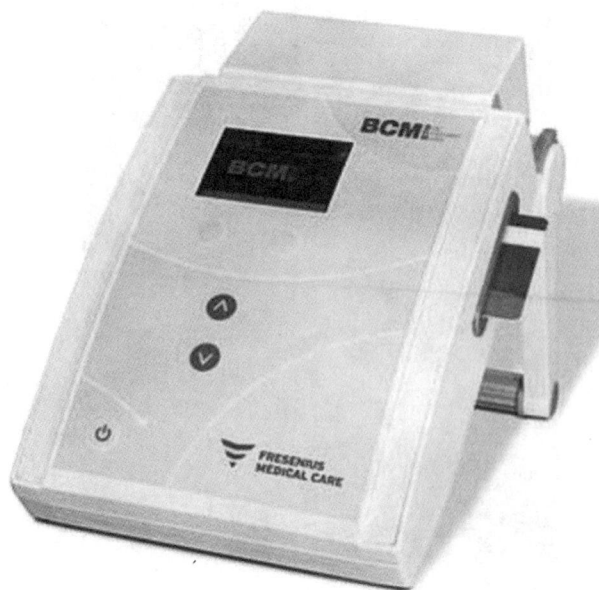

图 13.9　人体成分分析仪

## 13.10　双能 X 线吸收测定法

双能 X 线吸收测定法（dual energy x-ray absorptiometry，DEXA）扫描是评估人体成分 3 个主要组成部分（脂肪量、去脂体重和骨矿物质含量及密度）最可靠、无创的方法。与人体测量法相比，DEXA 受水合状态影响较小，精确度和准确性更高。

## 13.11　生化指标

血清白蛋白和前白蛋白是腹膜炎患者营养状况最常用的标志物。以下实验室检查有助于评估营养状况：

- 内脏蛋白——白蛋白、前白蛋白、转铁蛋白和氨基酸
- 脂类——胆固醇、甘油三酯
- 蛋白质和氮——血尿素氮（blood urea nitrogen，BUN）和肌酐
- 胰岛素样生长因子（insulin like growth factor，IGF）和瘦素
- 血常规（complete blood count，CBC）、淋巴细胞
- C 反应蛋白

## 13.12　临床观察

肾脏医生和营养师通过全身检查可以发现多种营养物质的缺乏，有助于识别营养不良的体征（如短期内消瘦、面部肌肉萎缩）和微量营养素缺乏。除非营养物质严重缺乏，否则患者通常不会出现明显体征。大多数体征/症状提示存在两种或多种营养缺乏（表 13.5）。

表 13.5　临床观察与营养物质缺乏

| 局部/全身 | 症状或体征 | 缺乏的营养物质 |
|---|---|---|
| 全身 | 消瘦 | 能量 |
| 皮肤 | 皮疹 | 维生素、锌、EFA |
|  | 皮疹（日晒后出现） | 烟酸 |
| 头发 | 稀疏或脱发 | 蛋白质 |
|  | 过早变白 | 硒 |
| 指甲 | 勺状 | 铁 |
| 眼睛 | 夜视障碍 | 维生素 A |

续表

| 局部/全身 | 症状或体征 | 缺乏的营养物质 |
|---|---|---|
| 口腔 | 干燥和舌炎 | 核黄素、烟酸、维生素 $B_6$、铁 |
| 四肢 | 水肿 | 蛋白质 |
| 神经 | 心理问题 | 维生素 $B_{12}$ |
| | 手足抽搐 | 钙、镁 |
| | 运动受限 | 蛋白质、维生素 D |
| MSK | 肌肉萎缩 | 蛋白质 |
| | 骨骼变形和压痛 | 维生素 D、钙 |
| GI | 腹泻 | 蛋白质、烟酸、叶酸、维生素 $B_{12}$ |
| | 腹泻和排便障碍 | 锌 |
| | 吞咽困难/吞咽疼痛 | 铁 |
| 内分泌 | 甲状腺肿 | 碘 |

EFA，必需脂肪酸；MSK，肌肉骨骼；GI，胃肠道。

## 13.13　膳食评估

评估能量和蛋白质的摄入量以及蛋白质的来源，有助于营养师为 CKD 患者调整和制定膳食计划。可通过以下方法获得患者的饮食史：

- 24 小时饮食回顾
- 食物频率和各种食物记录
- 饮食日记

**总氮排出量蛋白相当量或蛋白质分解代谢率**

蛋白质分解代谢率（protein catabolic rate，PCR）是饮食蛋白质摄入量的良好间接指标，单位为 g/d。计算公式为：

$$蛋白质分解率（g/d）=[（24 小时尿尿素氮 +4）×6.25]$$

该公式基于 6.25g 蛋白质产生 1g 氮的假设。

总氮排出量蛋白相当量（protein equivalent of total nitrogen appearance，PNA）或 PCR 是评估透析患者净蛋白质降解、膳食蛋白质和膳食能量摄入量的有效且具有临床意义的指标。

## 13.14　腹膜炎的营养管理

CAPD 患者 24 小时的蛋白质和氨基酸丢失量分别为 5～15g/d 和 2～4g/d。

腹膜炎是一种主要的感染性并发症，会导致腹膜蛋白和氨基酸丢失量增加数倍，如果长期持续会导致严重的发病率，甚至死亡，因此需要精心的营养干预。当患者肠道功能受损时，应提倡肠外全营养支持。可添加促食欲药物以改善营养状况。腹膜炎 CAPD 患者的营养需求如表 13.7 所示。

## 13.15　能量需求

由于分解代谢增加，应为患者提供足够的非蛋白质热量。复合碳水化合物和必需脂肪酸是最佳的能量来源。对于腹膜炎患者，建议每千克体重 30～35kcal。应每周评估患者一次，监测能量、蛋白质和微量元素的摄入量，此外，由于超滤问题，患者还应同时使用 BCM 监测液体容量状态。

## 13.16　蛋白质

由于透析过程中蛋白质丢失，CAPD 患者本来就有较高的蛋白质需求。在腹膜透析腹膜炎中，由于高分解代谢，蛋白质丢失可增加至 70%，导致体重下降，这是由于机体肌肉储备分解的结果。腹膜炎期间蛋白质需求量为 1.2～1.5g/kg。50% 的蛋白质应为高生物学价值蛋白（high biological value protein，HBV）。这可通过两种方式实现：
- 家庭 / 厨房制作的富含蛋白质的食物
- 口服营养补充剂

## 13.17　蛋白质食物来源

摄入的食物中有两种类型的蛋白质：动物蛋白和植物蛋白。动物蛋白更容易被机体利用，但大多数人的饮食中需要两种类型的蛋白质。表 13.6 列出了一些富含蛋白质的食物及其生物价值[6]。

表 13.6　食品蛋白质含量及生物学价值

| 动物来源 | 蛋白质含量 /100g | 生物学价值 /% | 植物来源 | 蛋白质含量 /100g | 生物学价值 /% |
| --- | --- | --- | --- | --- | --- |
| 鸡蛋 | 10g | 100 | 乳清蛋白 | 87g | 100 |
| 鸡蛋白 | 12g | 98 | 大豆 | 37.8g | 96 |
| 鸡 | 18g | 79 | 豆类 | 5g | 49 |
| 瘦肉 | 24g | 74 | 坚果 | 20g | 45 |

| 动物来源 | 蛋白质含量 /100g | 生物学价值 /% | 植物来源 | 蛋白质含量 /100g | 生物学价值 /% |
|---|---|---|---|---|---|
| 鱼 | 18g | 83 | 小麦 | 13g | 64 |
| 牛奶及奶制品 | 3.4g | 91 | 大米 | 2.7g | 83 |
|  |  |  | 小米 | 6g | 52 |
|  |  |  | 豆芽 | 5g | 80 |

由于食物中不同的成分可以相互促进,所以组合不同的食物可以提高食物的 HBV:

- 85% 大米和 15% 酵母:HBV 得分 118
- 55% 大豆和 45% 大米:HBV 得分 111
- 55% 土豆和 45% 大豆:HBV 得分 103
- 52% 豆类和 48% 玉米:HBV 得分 101

## 13.18　豆类食物发芽对蛋白质消化率和利用率的影响

豆类食物发芽是一种可以提高蛋白质生物价值的简单方法。这在印度厨房中很常见。绿豆、豇豆、扁豆和鹰嘴豆发芽后,蛋白质的消化率增加了 14%～18%,是决定食物蛋白质质量的关键因素。

豆类在全世界广泛食用,因其高蛋白质含量和质量而备受青睐。豆类为素食者补充谷物蛋白,提供平衡的氨基酸组成,是动物蛋白的经济替代品。然而,豆类蛋白的营养益处可能受到抗营养因子和蛋白酶抑制剂的限制,它们与蛋白质和蛋白水解酶形成复合物,降低膳食蛋白的生物利用度和消化率。

发芽可以减少这些抗营养因素的不利影响,谷物和豆类蛋白的全部营养价值得以体现。发芽过程中,粗蛋白的利用率显著增加,最高可达总蛋白的 21%,而必需氨基酸的利用率也升高至 52%～76%。

## 13.19　营养支持

腹膜炎患者需要营养支持以满足高蛋白和高能量的需求。腹膜炎患者膳食摄入减少的因素包括厌食、透析不充分、容量负荷高、胃肠道疾病和各种合并症。口服营养补充剂对这些患者的营养状况有益。

膳食干预对于医疗团队和患者来说具有挑战性。高生物价值蛋白的补充可显著改善患者的能量和蛋白质摄入,提高血清白蛋白浓度,改善肌肉力量和生活质量。因此,特定的肾脏营养补充剂可增加能量、蛋白质和纤维的摄入,并减少钠、钾和磷的摄入,改善治疗效果。

## 13.20　血钾

钾是一种主要存在于细胞内的阳离子(150mmol/L),对维持神经、肌肉和心脏功能至关重要。钾水平过低或过高都可能引起心律失常和心搏骤停。CAPD患者通常能够将血钾维持在正常范围内(3.5～5mmol/L)。然而,在严重腹膜炎期间,由于摄入不足、消化不良和腹膜透析导致的钾流失,可能会引起低钾血症及其相关并发症。患者每日钾需求量为 40～70mmol。无尿患者若摄入高钾的食物,可能会发展为高钾血症(K>5mmol/L)。

## 13.21　血磷

高血磷会使骨骼脆弱易折,并可引起皮肤瘙痒。腹膜透析对磷的清除能力有限,因此需要限制高磷食物的摄入,并需要服用磷结合剂控制血磷水平。常见的磷结合剂包括碳酸司维拉姆、醋酸钙、碳酸镧和碳酸钙。这些药物通过结合饮食中的磷,减少其吸收。饮食中的磷摄入量应限制在 800～1 000mg/d,以维持磷的平衡。建议患者采用低磷蛋白比的饮食。

在蛋白质的数量和质量相同的情况下,动物肉类蛋白的磷含量最低(平均每克蛋白质含有 11mg 磷),而鸡蛋、乳制品、豆类和小扁豆的磷 - 蛋白质比例较高(平均每克蛋白质含有 20mg 磷)。

食品工业经常在烘焙等加工和包装食品中添加磷,CKD 患者应限制或避免这些食物。家禽、鱼类、坚果、花生酱、干豆类、可乐、茶和乳制品等都是高磷食物。在严重营养不良的腹膜炎患者中,可能会发生低磷血症(P < 2.2mg/dl),应注意对患者进行评估(见表 13.7)[7]。

表 13.7　腹膜透析患者的推荐营养摄入量

| 营养素 | 推荐摄入量(PD) | 推荐摄入量(腹膜炎) |
|---|---|---|
| 蛋白质 | 1.2～1.3g/(kg·d) | 1.2～1.5g/(kg·d) |
| 热量 | 25～35kcal/(kg·d) | 30～35kcal/(kg·d) |
| 脂肪(占总能量的百分比) | 30%～40% | 30%～40% |
| 纤维摄入量 | 20～25g/d | 20～25g/d |
| 钠 | 2g/d | 2g/d |

续表

| 营养素 | 推荐摄入量（PD） | 推荐摄入量（腹膜炎） |
|---|---|---|
| 钾 | 40～70mEq | 40～70mEq |
| 钙 | 1 000mg/d | 1 000mg/d |
| 镁 | 200～300mg/d | 200～300mg/d |
| 磷 | 800～1 000mg/d | 800～1 000mg/d |
| 锌 | 15mg/d | 15mg/d |
| 硫胺素 | 1.5mg/d | 1.5mg/d |
| 核黄素 | 1.8mg/d | 1.8mg/d |
| 泛酸 | 5.0mg/d | 5.0mg/d |
| 烟酸 | 20mg/d | 20mg/d |
| 吡哆醇 | 10mg/d | 10mg/d |
| 维生素 $B_{12}$ | 3μg/d | 3μg/d |
| 维生素 C | 60mg/d | 60mg/d |
| 叶酸 | 1mg/d | 1mg/d |
| 维生素 A/E/K | 无需额外补充 | 无需额外补充 |
| 维生素 D | 需要时补充骨化三醇 | 需要时补充骨化三醇 |

From Abraham Georgi et al，Management of Malnutrition in CKD in South Asia，2018

## 13.22　透析内肠外营养

透析内肠外营养（intradialytic parenteral nutrition，IDPN）是一种用于分解代谢型透析患者的营养治疗方法。6 个月内谨慎使用该疗法是安全有效的，可有效改善患者现有或进行性加重的营养不良问题。应在口服营养制剂无效后尽早开始采用该疗法。对于正在进行透析治疗的 CKD 患者急性期，肠外营养（parenteral nutrition，PN）的目标是降低蛋白质分解并减少与营养不足相关的并发症和死亡风险。在营养不良的 CAPD 患者转换为维持性血液透析时，启动 IDPN 可以改善与 PEW 相关的并发症、住院率和死亡率，提高生活质量。

## 13.23　接受腹膜透析治疗的儿科患者的营养建议

儿童具有独特的营养需求。5 岁以下儿童营养状况不足会导致生长发育不良,从而引发健康差异。更重要的是,营养在产后到学龄前期间对大脑发育起着至关重要的作用,神经元快速发育及突触修饰均发生在出生后的五年内。患有 CKD 的儿童营养不良将直接导致生长障碍,这可能与生长激素和胰岛素样生长因子 I 轴功能失调、代谢性酸中毒、贫血、营养缺乏、肾性骨病变以及炎症有关[8, 9]。表 13.8 详细列出了儿科 CAPD 患者所需的营养要求。

表 13.8　儿童推荐的能量和蛋白质摄入量

| 年龄 | 能量 /[ kcal/(kg•d )] | 蛋白质[ g/( kg•d )] |
|---|---|---|
| 腹膜透析(CCPD/CAPD)婴儿 | 120～180 | 3.0～4.0 |
| 早产儿 | | |
| 0～0.5 岁 | 115～150 | 2.1～3.0 |
| 0.5～1.0 岁 | 95～150 | 2.0～3.0 |
| 1.0～2.0 岁 | 95～120 | 2.0～3.0 |
| 儿童 / 青少年 2.0 岁至青春期 | 至少达到 EAR(估计平均需求) | 2.5 |
| 青春期 | 根据身高年龄 | 2.0 |
| 青春期后 | 根据身高年龄 | 1.5 |

From Abraham Georgi et al, Management of Malnutrition in CKD in South Asia, 2018[7].

## 13.24　要点

- 营养不良在居家腹膜透析患者中很常见,尤其是在腹膜炎期间。
- 腹膜炎的存在会加重营养不良状态,导致发病率和死亡率增加。
- 经验丰富的肾脏营养师 / 营养师应通过人体测量指标、临床、生化参数和饮食评估来评估营养状况。
- 高生物价值蛋白质(HBVP)应占总蛋白质摄入量的 50%,由于素食饮食可能无法提供足够的 HBVP,应尽力解决这一问题。
- 可以给予含有宏量和微量营养素的口服营养补充剂以解决营养缺乏的问题。
- 应解决如低钾血症和低磷血症及高磷血症等电解质紊乱问题。
- 对腹膜炎患者进行营养评估随访,包括 3 天的饮食回顾、人体测量和生化参数评估等,对于提高生活质量至关重要。

（管陈　张凝馨 译,王雁飞　卜泉东 校）

# 参考文献

1. Kiebalo T, Holotka J, Habura I, Pawlaczyk K. Nutritional status in peritoneal dialysis: nutritional guidelines, adequacy and the Management of Malnutrition. Poznan, Poland: Department of Nephrology, Transplantology and Internal Medicine, Poznan University of Medical Sciences; 2020. p. 60–355.
2. Kalantar-Zadeh K, et al. Malnutrition-inflammation complex syndrome in dialysis patients: causes and consequences. Am J Kidney Dis. 2003;42(5):864–81.
3. WHO BMI classification, 2020.
4. Tian M, Zha Y, Li Q, Yuan J. Handgrip strength and mortality in maintenance Haemodialysis patients. Guiyang, China: Department of Nephrology, Guizhou Provincial People's Hospital; 2019.
5. FANTA (Food and Nutrition Technical Assistance) Global MAUC cutoffs for adult: a technical consultation, 2018.
6. Shiksha A, et al. Protein quality in perspective: a review of protein quality metrics and their applications. Nutrients. 2022;14(5):947.
7. Abraham Georgi et al, Management of Malnutrition in CKD in South Asia, 2018.
8. KDOQI Work Group. KDOQI Clinical practice guideline for nutrition in children with CKD. Am J Kidney Dis. 2008;53(3):S1–S124.
9. KDOQI clinical practice guidelines for nutrition in Chronic Kidney disease, 2020.

第十四章
儿童腹膜炎的特殊挑战

Nivedita Kamath and Arpana lyengar

**病例分享**

1. 一名 12 岁男孩因神经源性膀胱和肾衰竭而接受腹膜透析（peritoneal dialysis，PD）治疗，出现腹膜透析液浑浊。腹膜透析液分析显示白细胞计数 1 970/μl，其中 95% 为中性粒细胞。然而，腹膜透析液培养没有培养出任何病原体。患儿接受了腹腔内抗生素（头孢吡肟）治疗。治疗 5 天后，腹水分析显示白细胞总计数为 5/μl，并继续进行相同的抗生素治疗。他还接受了氟康唑预防真菌感染。但是，5 天后他却出现腹痛加剧和腹膜透析液浑浊。腹膜透析液分析显示白细胞 2 040/μl 和中性粒细胞比例为 92%。他开始接受腹腔注射头孢他啶和阿米卡星治疗。腹膜透析液培养仍没有分离出任何细菌或真菌病原体。患儿接受了 3 周的抗生素治疗。治疗第 5 天的腹膜透析液白细胞计数已降至 25/μl。该患儿被诊断为复发性腹膜炎。

2. 一名 9 岁女孩患有双肾发育不良性肾衰竭，过去 3 年一直接受腹膜透析治疗。她在过去 6 个月内曾两次出现腹膜炎。第一次是培养阴性的腹膜炎，腹腔内抗生素治疗，感染得到控制。大约 2 个月后，她又出现了腹膜炎。分离出不动杆菌，她接受了美罗培南治疗数周。治疗 5 天后，腹膜透析液分析显示白细胞有 500/μl，其中 80% 为中性粒细胞。重复进行腹膜透析液培养，培养出近平滑念珠菌。医生予以移除腹膜透析导管，患儿转行血液透析治疗。而且她接受了 3 周的两性霉素 B 治疗。这是一个典型的真菌性腹膜炎患儿的例子。

## 14.1 引言

腹膜透析（PD）仍然是肾衰竭儿童的首选透析方式。腹膜透析管路连接学、腹膜透析护理包等质量改进措施的进步显著降低了并发症的发生。然而，腹膜炎仍然是导致腹膜透析发病率和技术失败的最重要的并发症[1, 2]。

反复发作的腹膜炎与腹膜功能下降和包裹性腹膜硬化风险增加有关。除了技术失败外，还可能导致发病率（肠梗阻、营养不良）和死亡率[3]。了解儿童腹膜炎的独特危险因素以及与治疗相关的挑战，对于采取适当措施预防腹膜炎是必要的。

在本章中，我们回顾了儿童慢性腹膜透析腹膜炎面临的挑战。

## 14.2  难治性腹膜炎

### 14.2.1  复发性腹膜炎

国际腹膜透析学会（ISPD）指南根据时间和引起腹膜炎的病原体，将两次或多次腹膜炎发作定义为再发性、复发性或重复性腹膜炎[4]。定义见表14.1。在完成治疗4周内发生的腹膜炎，与培养阴性的腹膜炎具有相同的生物体，定义为复发腹膜炎。再发性腹膜炎被定义为在完成治疗4周内发生的腹膜炎，但具有不同的生物体。重复性腹膜炎发生在完成治疗4周后，如果腹膜炎是由相同的生物体引起的，则称为重复性腹膜炎；如果是由不同的生物体引起的，则定义为再感染。

复发性腹膜炎可能难以治疗，并可能导致导管移除和腹膜功能下降[5, 6]。在成人和儿童腹膜炎的数据中，复发性腹膜炎的发生率为5%～20%[7, 8]。

国际儿科腹膜透析网络（International Paediatric Peritoneal Dialysis Network，IPPN）的数据显示，与其他研究相比，金黄色葡萄球菌和革兰氏阴性菌引起的再发性腹膜炎的发病率更高。培养阴性的复发性腹膜炎对治疗的反应较差。年龄较小、单涤纶套管导管和慢性全身抗生素预防是显著的危险因素。复发性腹膜炎与高风险的超滤失败和技术失败，以及低概率腹膜功能恢复相关。

表14.1  多次发作腹膜炎的定义

| 首次发作治疗完成后的持续时间 | 同一生物体 | 不同的生物体 |
| --- | --- | --- |
| <4周 | 复发 | 再发 |
| >4周 | 重复 | 再感染 |

治疗——复发性腹膜炎与腹膜损伤和技术失败的高风险有关。因此，早期干预至关重要。在获取培养结果之前，可以根据之前的药敏试验开始抗生素治疗。如果怀疑是耐甲氧西林金黄色葡萄球菌，除了覆盖革兰氏阴性菌外，还应给予万古霉素治疗。指南建议在复发性腹膜炎时，应进行为期3周的抗生素治疗。在成人和儿童的研究中，发现复发性腹膜炎的抗生素治疗治愈率约为75%[10]。

成人研究的一些数据表明，管腔内滴注尿激酶对早期控制和预防复发有益。然而，在没有儿科研究数据的情况下，通常不建议儿童使用溶栓剂[10]。IPPN[9]以及ANZDATA[11]的成人和儿童患者的研究数据显示，与散发性腹膜炎相比,复发性腹膜炎的技术失败率和透析方式改变率更高。

如果复发性腹膜炎与出口部位或隧道感染或第二次复发相关,一旦感染得到控制,就应立即拔除导管。建议同时重新置入新导管,以避免行临时血液透析。

## 14.2.2 真菌性腹膜炎

真菌性腹膜炎是儿童腹膜透析中罕见但严重的并发症。在儿科腹膜透析人群中,真菌性腹膜炎的发病率为 2%~10%。真菌性腹膜炎与腹膜功能和技术失败以及死亡率的较高风险有关。20 世纪 90 年代初,NAPRTCS 数据库报告了儿童真菌性腹膜炎的初步数据。然而,在此期间,ISPD 指南尚未确定腹膜炎的定义,此外,当时大多数儿童使用单涤纶套导管,并接受连续不卧床腹膜透析[12]。

最近,来自荷兰的多中心回顾性数据显示,真菌性腹膜炎的患病率为 2.9%。念珠菌属是最常见的菌种。较高的细菌性腹膜炎感染率、革兰氏阴性菌引起的腹膜炎和近期使用抗生素都是发生真菌性腹膜炎的危险因素[13]。

一项比较全球腹膜炎变化的研究发现,真菌性腹膜炎的总发病率约为 3%,不同地区之间具有可比性[14]。

伊朗的一项研究发现,复发性腹膜炎和真菌性腹膜炎发作前 1 个月内服用抗生素是重要的危险因素。真菌性腹膜炎与导管功能障碍有关,也与死亡率增加相关[15]。

一项来自中国的大型回顾性队列研究表明,近平滑念珠菌是最常见的生物体。所有真菌性腹膜炎患者均已转为血液透析,未能恢复腹膜透析。在多变量分析中,他们发现血清白蛋白降低是真菌性腹膜炎的危险因素[16]。

相比之下,来自小儿终末期肾病(pediatric end stage renal disease, SCOPE)协作组的一项更大规模儿童队列研究显示,真菌性腹膜炎的患病率约为 8%;其中约一半的儿童首次发作腹膜炎时为真菌性腹膜炎。在过去的 1 个月内,只有 17% 的儿童曾患过细菌性腹膜炎。与年龄较大的儿童相比,2 岁以下的儿童患真菌性腹膜炎的风险更高。与其他原因引起的腹膜炎相比,真菌性腹膜炎与住院时间延长、导管移除率增加和技术失败风险增加有关[17]。

## 14.2.3 培养阴性腹膜炎

ISPD 指南[4]建议,理想情况下,培养阴性的腹膜炎发生率应小于 15%。未能达到推荐发生率时,应加强对样本采集和处理方案的审查。

通过 IPPN 中全球腹膜炎发病率的数据分析,表明培养阴性腹膜炎的总发病率为 29%[7]。其他研究报告的发病率从 11% 到 67% 不等[18]。

SCOPE 协作组研究了不同中心的培养阴性腹膜炎发生率。超过 50% 的中心没有遵循 ISPD 指南关于接种前进行腹膜透析液离心的要求。使用的培养基、BACTEC 和 PCR 技术的也各不相同。成人数据显示，腹膜透析导管数量较多的较大中心培养阴性率较低，与成人数据相比，培养阴性腹膜炎的发生率不受小儿透析中心规模的影响。虽然有透析中心，儿童患者在没有成人护理的情况下进行自我透析，其培养阴性腹膜炎的发生率高于有成人护理的中心，但首次腹膜炎的中位年龄没有显著差异。留腹时间较短后获得的样本具有较低的白细胞计数和较高的阴性培养率。样本采集和处理方案对培养阴性腹膜炎的发生率没有显著影响。结果是培养阴性腹膜炎较好，这可能是由于及时启动了适当的抗生素治疗。正如成人人群中经常报道的那样，这一有利的结果也意味着培养阴性腹膜炎不太可能是由于非感染性原因或非典型生物体引起的。为了提高病原体的检测率，SCOPE 协作组使用了 PD 流体培养包[18]。

　　IPPN 中儿童腹膜炎的数据显示，与培养阳性的腹膜炎相比，培养阴性的腹膜炎具有较高的恢复率、技术失败率和复发率[19]。

## 14.3　腹膜透析导管和腹膜炎

### 14.3.1　腹膜透析液渗漏

　　腹膜透析液渗漏是腹膜透析常见的非感染性并发症，可导致腹膜炎。图 14.1 显示了一例肾脏病综合征患儿的腹膜透析液从管周部位渗漏。渗漏可发生在

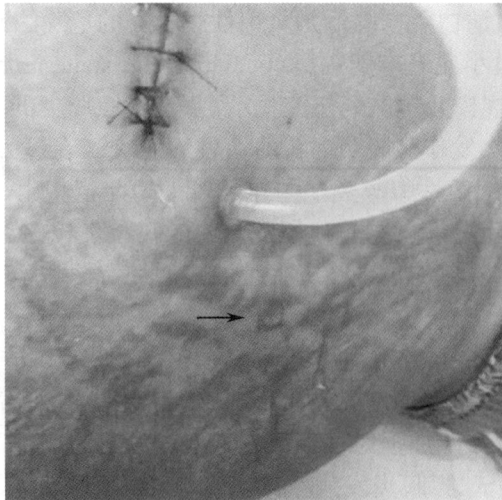

图 14.1　肾脏病综合征伴严重腹水和腹壁水肿的儿童发生腹膜透析液渗漏

皮肤外或皮下组织内，极少数情况下，渗漏可能会导致胸腔积液或生殖器水肿。置管后立即进行透析、透析液容量过大、使用单涤纶套腹膜透析管容易发生腹膜透析液渗漏。渗漏可以通过采取暂停腹膜透析、必要时改用血液透析和减少腹膜透析液剂量的方法来保守治疗。纤维蛋白胶已在某些渗漏病例中尝试应用并获得成功[20]。

## 14.3.2　涤纶套脱出

关于儿童和成人长期 PD 患者涤纶套脱出的患病率和危险因素的文献有限。图 14.2 显示严重营养不良婴儿的涤纶套脱出，这是腹膜炎和隧道口感染的众所周知的危险因素，应该在每个儿童腹膜炎患者中查找这个病因。据报道，1 例金黄色葡萄球菌引起的隧道口反复感染与涤纶套脱出有关。

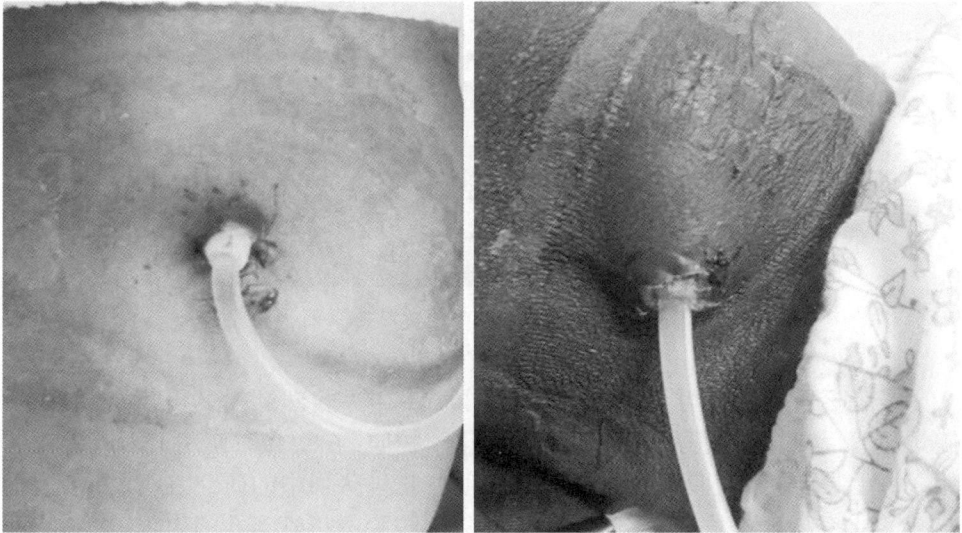

图 14.2　肾衰竭和严重营养不良婴儿的涤纶套脱出

涤纶套脱出的主要危险因素是外涤纶套不适当地放置在皮肤层而不是脂肪层，或者是脂肪不足的层面，这种现象多见于新生儿、婴儿、营养不良的儿童和腹壁异常的患儿，如梅干腹综合征。隧道口感染时也可导致涤纶套脱出。

在涤纶套脱出的情况下，可以考虑刮除涤纶套的表层。如果症状持续，建议更换导管[20]。

## 14.3.3　腹膜透析管穿孔

腹膜透析管破裂以及腹膜透析的操作过程是腹膜炎的主要危险因素。腹膜透析管穿孔会导致腹膜透析液渗漏，如图 14.3 所示。意外接触污染是腹膜炎的易感因素，ISPD 指南[4]建议更换外接短管和预防性应用抗生素，并密切观察腹膜炎的发生。腹膜透析管穿孔是与腹膜炎相关的一种不常见的并发症。在寻找长期透析儿童腹膜炎的可能原因时，来自 IPPN 登记的数据显示，在已知儿童腹膜炎危险因素中接触污染占 12%，腹膜透析管穿孔占 2%[19]。

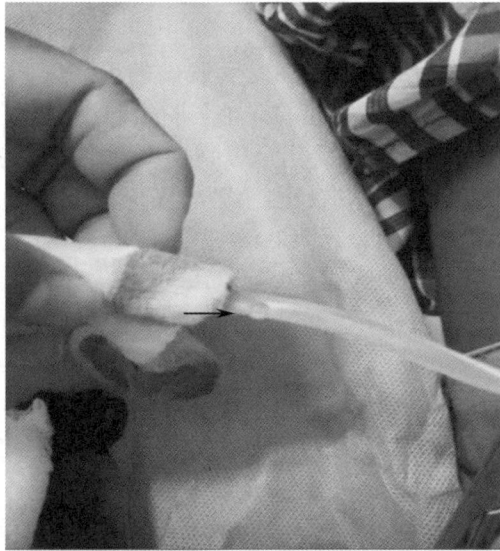

图 14.3　腹膜透析管穿孔导致腹膜透析液渗漏

　　腹膜透析管断裂可能是由于接头故障造成的，自然磨损过程，长期使用腹膜透析管反复接触消毒剂、莫匹罗星等化学物质，在换药时使用剪刀或尖锐的钳子，可能会导致腹膜透析管断裂。一项在儿科队列中的研究表明，外接短管穿孔的比率高于意外暴露 / 接触污染。随着腹膜透析管穿孔的出现，白细胞数有升高的趋势。所有有穿孔或意外暴露的儿童都接受了预防性抗生素治疗，腹膜炎的发生率很低[21]。

　　如果远端穿孔，可以在近端切断导管。如果穿孔靠近出口部位，则需要更换腹膜透析管。

## 14.4　儿童腹膜炎的其他少见危险因素

### 14.4.1　造口和腹膜炎

　　胃造口术是婴幼儿透析时补充营养的重要方式。一些研究报道了经皮胃造口术与真菌性腹膜炎之间的关系。IPPN 的数据显示革兰氏阴性腹膜炎与胃造口术相关[19]。

然而，最近的研究未能证明胃造口术会增加腹膜炎的风险。对于已经开始腹膜透析或在不久的将来开始腹膜透析的儿童，建议行腹腔镜或开腹胃造口术。

相反，IPPN 的数据显示，在结肠造口术的儿童中，尽管长期腹膜透析是一种可行的选择，但与对照组相比，其与腹膜炎和出口部位感染的高风险有关，死亡率也较高[22]。

### 14.4.2　脑室 – 腹腔分流和腹膜炎

在 IPPN 数据库中报告的一系列病例中，腹膜透析在脑室 - 腹腔分流的儿童中是可行和安全的，不会增加上行或者下行感染的风险[23]。

### 14.4.3　婴儿腹膜透析

尽管腹膜透析是首选的，并且在一些情况下是肾衰竭婴儿肾脏替代治疗的唯一方式，但腹膜透析在这一队列中仍面临许多挑战。婴儿肾衰竭的临床实践指南强调感染的高风险、危险因素和结果[24]。幼龄是腹膜炎的重要危险因素。NAPRTCS 数据库显示，与年龄较大的儿童相比，婴儿腹膜炎的年化发病率要高得多[25]。SCOPE 协作组的最新数据也表明婴儿腹膜炎的年化发病率很高，尤其是在腹膜透析管置入后的初期发病率更高[26]。

NAPRTCS 数据库还显示，与年龄较大的儿童相比，婴儿腹膜透析的住院率更高。同样，SCOPE 协作组也显示婴儿腹膜炎的发病率更高，住院时间更长[27]。

### 14.4.4　低资源国家腹膜透析的挑战

在低资源环境下进行腹膜透析的挑战包括以下几个方面。照护者教育水平低、住房条件差和缺乏清洁水供应是可能妨碍最佳透析培训和效果的一些问题。此外，缺乏财政支持、高昂的自付费用以及距离保健中心很远，都阻碍了后期的规律随访和监测。在我们的中心一项针对低体重腹膜透析儿童的研究中，我们强调了为腹膜透析儿童提供最佳护理的挑战[28]。

### 14.4.5　包裹性腹膜硬化

包裹性腹膜硬化（encapsulating peritoneal sclerosis，EPS）是长期腹膜透析的一种罕见但严重的并发症。虽然在儿童中很少有报道，但它可能是发病率和死亡率的重要原因。腹膜透析时间、使用传统的非生物相容性腹膜透析液和多次发生腹膜炎是儿童 EPS 的危险因素[29]。

### 14.4.6　照护者负担

　　照护者负担是护理长期腹膜透析儿童的一个重要考虑因素。研究表明，长期腹膜透析和腹膜炎等并发症会给照护者以及其他家庭成员带来生理、心理、社会和经济负担[30]。这些方面必须加以解决，以确保对接受长期透析的儿童进行全面护理。

## 14.5　要点

- 难治性腹膜炎如复发性腹膜炎、再发性腹膜炎或真菌性腹膜炎是发病率和技术失败的重要原因。
- 腹膜透析通路本身可能是腹膜炎的重要原因，并且腹膜透析通路问题的介入和管理方案对于预防腹膜炎很重要。
- 需要个体化管理的独特情况是婴儿透析、造口/分流的压力和照护者的负担，特别是在自动化腹膜透析不可行的情况下。
- 腹膜炎可造成灾难性后果，导致腹膜功能衰竭，必须谨慎预防所有儿童腹膜透析时的腹膜炎。

（张伟　张慧 译，管陈　赵龙 校）

### 参考文献

1. North American Pediatric Renal Trials and Collaborative Studies (NAPRTCS) 2011 annual dialysis report. Available at: https://web.emmes.com/study/ped/annlrept/annualrept2011.pdf
2. United States Renal Data System (USRDS) 2013 report. Available at: http://www.usrds.org/2013/pdf/v2_ch8_13.pdf
3. Shroff R, Stefanidis CJ, Askiti V, Edefonti A, Testa S, Ekim M, et al. Encapsulating peritoneal sclerosis in children on chronic PD: a survey from the European paediatric dialysis working group. Nephrol Dial Transplant. 2013;28:1908–14.
4. Li PK, Chow KM, Cho Y, Fan S, Figueiredo AE, Harris T, et al. ISPD peritonitis guideline recommendations: 2022 update on prevention and treatment. Perit Dial Int. 2022;42:110–53.
5. Klaus G, Schaefer F, Querfeld U, Soergel M, Wolf S, Mehls A. Treatment of relapsing peritonitis in pediatric patients on peritoneal dialysis. Adv Perit Dial. 1992;8:302–5.
6. Andreoli SP, Leiser J, Warady BA, Schlichting L, Brewer ED. Adverse effect of peritonitis on peritoneal membrane function in children on dialysis. Pediatr Nephrol. 1999;13:1–6.
7. Schaefer F, Feneberg R, Aksu N, Donmez O, Sadikoglu B, Alexander SR, et al. Worldwide variation of dialysisassociated peritonitis in children. Kidney Int. 2007;72:1374–9.
8. Burke M, Hawley CM, Badve SV, McDonald SP, Brown FG, Boudville N, et al. Relapsing and recurrent peritoneal dialysis-associated peritonitis: a multicenter registry study. Am J Kidney Dis. 2011;58:429–36.
9. Lane JC, Warady BA, Feneberg R, Majkowski NL, Watson AR, Fischbach M, et al. International pediatric peritonitis Registry. Relapsing peritonitis in children who undergo chronic peritoneal dialysis: a prospective study of the international pediatric peritonitis registry. Clin J Am Soc Nephrol. 2010;5:1041–6.

10. Bakkaloglu SA, Warady BA. Difficult peritonitis cases in children undergoing chronic peritoneal dialysis: relapsing, repeat, recurrent and zoonotic episodes. Pediatr Nephrol. 2015;30:1397–406.
11. Bordador EB, Johnson DW, Henning P, Kennedy SE, McDonald SP, Burke JR, et al. Australian and New Zealand Dialysis andTransplant Registry. Epidemiology and outcomes of peritonitis in children on peritoneal dialysis in Australasia. Pediatr Nephrol. 2010;25:1739–45.
12. Warady BA, Bashir M, Donaldson LA. Fungal peritonitis in children receiving peritoneal dialysis: a report of the NAPRTCS. Kidney Int. 2000;58:384–9.
13. Raaijmakers R, Schröder C, Monnens L, Cornelissen E, Warris A. Fungal peritonitis in children on peritoneal dialysis. Pediatr Nephrol. 2007;22:288–93.
14. Schaefer F, Feneberg R, Aksu N, Donmez O, Sadikoglu B, Alexander SR, et al. Worldwide variation of dialysis-associated peritonitis in children. Kidney Int. 2007;72:1374–9.
15. Hooman N, Madani A, Sharifian Dorcheh M, Mahdavi A, Derakhshan A, Gheissari A, et al. Fungal peritonitis in Iranian children on continuous ambulatory peritoneal dialysis: a national experience. Iran J Kidney Dis. 2007;1:29–33.
16. Fang X, Cui J, Zhai Y, Liu J, Rao J, Zhang Z, et al. Clinical features and risk factors of fungal peritonitis in children on peritoneal dialysis. Front Pediatr. 2021;30(9):683992.
17. Munshi R, Sethna CB, Richardson T, Rodean J, Al-Akash S, Gupta S, et al. Fungal peritonitis in the standardizing care to improve outcomes in pediatric end stage renal disease (SCOPE) collaborative. Pediatr Nephrol. 2018;33:873–80.
18. Davis TK, Bryant KA, Rodean J, Richardson T, Selvarangan R, Qin X, et al. Variability in culture-negative peritonitis rates in pediatric peritoneal Dialysis programs in the United States. Clin J Am Soc Nephrol. 2021;16:233–40.
19. Warady BA, Feneberg R, Verrina E, Flynn JT, Müller-Wiefel DE, Besbas N, et al. IPPR. Peritonitis in children who receive long-term peritoneal dialysis: a prospective evaluation of therapeutic guidelines. J Am Soc Nephrol. 2007;18:2172–9.
20. Fraser N, Hussain FK, Connell R, Shenoy MU. Chronic peritoneal dialysis in children. Int J Nephrol Renovasc Dis. 2015;8:125–37.
21. Silverstein DM, Wilcox JE. Outcome of accidental peritoneal dialysis catheter holes or tip exposure. Pediatr Nephrol. 2010;25:1147–51.
22. Chan EYH, Borzych-Duzalka D, Alparslan C, Harvey E, Munarriz RL, Runowski D, et al. International pediatric peritoneal Dialysis network Colostomy in children on chronic peritoneal dialysis. Pediatr Nephrol. 2020;35:119–26.
23. Dolan NM, Borzych-Duzalka D, Suarez A, Principi I, Hernandez O, Al-Akash S, et al. Ventriculoperitoneal shunts in children on peritoneal dialysis: a survey of the international pediatric peritoneal Dialysis network. Pediatr Nephrol. 2013;28:315–9.
24. Zurowska AM, Fischbach M, Watson AR, Edefonti A, Stefanidis CJ. European Paediatric Dialysis working group. Clinical practice recommendations for the care of infants with stage 5 chronic kidney disease (CKD5). Pediatr Nephrol. 2013;28:1739–48.
25. North American Pediatric Renal Trials and Collaborative Studies (NAPRTCS). 2014 Annual Dialysis Report. Available at: https://web.emmes.com/study/ped/annlrept/annualrept2014.pdf
26. Zaritsky JJ, Hanevold C, Quigley R, Richardson T, Wong C, Ehrlich J, et al. Epidemiology of peritonitis following maintenance peritoneal dialysis catheter placement during infancy: a report of the SCOPE collaborative. Pediatr Nephrol. 2018;33:713–22.
27. Niang A, Iyengar A, Luyckx VA. Hemodialysis versus peritoneal dialysis in resource-limited settings. Curr Opin Nephrol Hypertens. 2018;27:463–71.
28. Kamath N, Reddy HV, Iyengar A. Clinical and dialysis outcomes of manual chronic peritoneal dialysis in low-body-weight children from a low-to-middle-income country. Perit Dial Int. 2020;40:6–11.
29. Stefanidis CJ, Shroff R. Encapsulating peritoneal sclerosis in children. Pediatr Nephrol. 2014;29:2093–103.
30. Wightman A. Caregiver burden in pediatric dialysis. Pediatr Nephrol. 2020;35:1575–83.